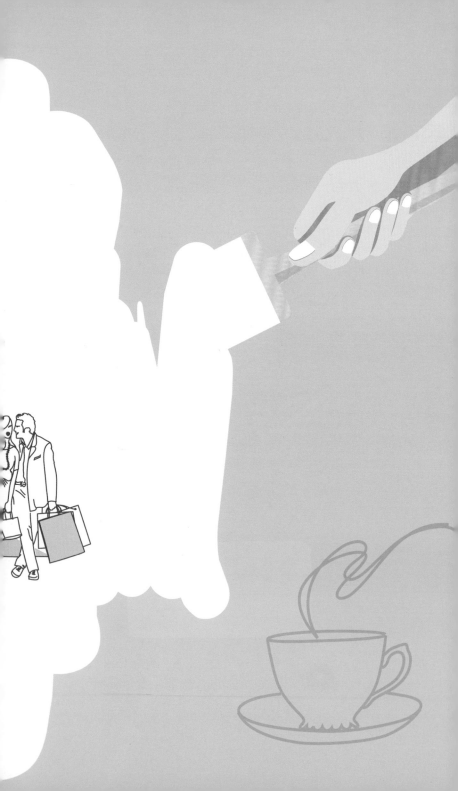

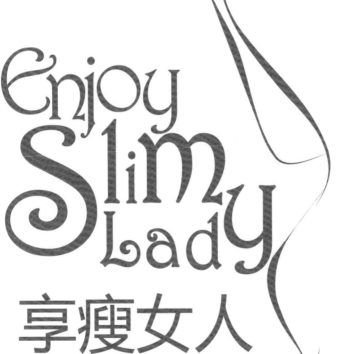

Enjoy Slim Lady

享瘦女人

"绿瘦"首度公开的健康塑身秘籍

广东绿瘦健康信息咨询有限公司 著

中国经济出版社
CHINA ECONOMIC PUBLISHING HOUSE

·北京·

图书在版编目（CIP）数据

享瘦女人 / 广东绿瘦健康信息咨询有限公司著 .——北京：中国经济出版社，2013.4

ISBN 978-7-5136-2297-4

Ⅰ . ①享… Ⅱ . ①广… Ⅲ . ①女性 - 减肥 - 基本知识 Ⅳ . ① R161

中国版本图书馆 CIP 数据核字（2013）第 026875 号

责任编辑　严　莉
责任审读　霍宏涛
封面设计　廉　波
漫画作者　盘晓倩

出版发行　中国经济出版社
印　刷　者　广州市益兴印刷有限公司
经　销　者　各地新华书店
开　　本　880mm×1230mm　1/32
印　　张　8
字　　数　188 千字
版　　次　2013 年 4 月第 1 版
印　　次　2013 年 4 月第 1 次
书　　号　ISBN 978-7-5136-2297-4/C·373
定　　价　39.80 元

中国经济出版社　网址 www.economyph.com　社址 北京市西城区百万庄北街 3 号　邮编 100037
本版图书如存在印装质量问题，请与本社发行中心联系调换（联系电话：010-68319116）

龄，——而是体重！

不夸张，最少我们能确定以下几项事实：

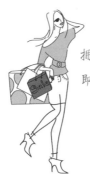

拥有明星范儿，这可是宝啊。

即使不能成为白富美，最少也不当土肥圆。

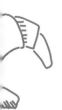

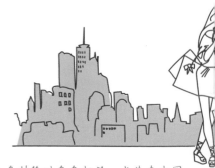

事业成功与身材绝对息息相关，尤其在中国。

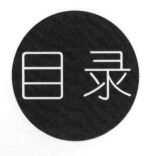

目录

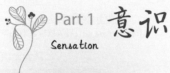

Part 1 意识

Sensation

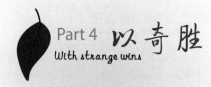

Part 4 以奇胜

With strange wins

健康是一种选择，享瘦是一种态度

绿瘦健康产业集团董事长　皮涛涛

在这个不断追求美丽的时代，"将减肥进行到底"成为女性日常的必修课。为了拥有自信而曼妙的身材，大家用尽奇招，无论方法是否正确，无论效果是否持久，只要能瘦，什么减肥方法都愿意尝试。于是这些年，常常听说身边又有人整形了，或是因为肥胖抽脂，亦或是为了苗条一味节食住进了医院。

这样的事情每天都在重复上演，每每听到或看到，我都会觉得很痛心，也很无奈。为了减肥而牺牲健康，这是不理智的，也是不科学的。用健康换取苗条，完全是舍本逐末，苗条的速度多快，生命的损耗就有多快。

在减肥瘦身行业的这么多年，我和我的团队始终坚持绿色、环保、可持续发展的瘦身理念，"绿瘦"两字就是在这一理念之下应运而生的。

既名为"绿瘦",就要始终坚持环保、健康、安全、纯植物配方。绿瘦品牌新鲜问世时,曾引起了同行的刮目相看,并以健康的减肥方式迅速获得广大消费者的青睐,这不仅证明了我们方向正确,也给了我们继续前行的信心。

在减肥理念上,我们从不推崇"最快速",而是始终坚持"最健康"。虽然尚瘦之风占据了时尚的鳌头,但是瘦,从来不是人们追求的唯一标准。而减肥的目的是健康和美,它本身并不应该包含任何伤害。我们要做的就是将这种健康观念深植于绿瘦的产品中、文化中、使命中。

健康观念不仅局限于身体的健康,同样也包括心灵的健康,当人们将越来越多的注意力放在如何让自己的心态更加平和、生活更加舒适的时候,很多身体上的困惑就迎刃而解了。

"欲悦人,先悦己。"因此既要努力塑造外表的美丽,更要有一个健康的心态,一种健康的生活方式。乐观常与快乐相伴,悲观总与忧愁共生,只有心态健康、平和、快乐的人,才能带给别人快乐。

正因如此,我更愿意将减肥看作是一种生活态度的体现,"绿瘦"定位为女性一生的体态管理伙伴,其责任就在于帮助每一位女性找到健康的、适合自己的减肥方式,更倡导拥有健康的生活态度,让世界因美的曲线而精彩!

1984 年,美国社会学者保罗·瑞恩带领同事耗时 15 年、依据调查问卷和统计学研究的方法,创作了《文化创意者——5000 万人如何改变世界》一书,并提出了"乐活"的新概念。它以"Life styles of health and sustainability"为主题,提出"健康永续的生活方式"。说得再形象一点,乐活态度就是在消费时,会考虑到自己和家人的健康以及对生态环境的责任心。"乐活"带给我们一个"健康永续的生活方式",这与"绿瘦"的健康瘦身理念不谋而合。

　　结合两者，我们所倡导的健康态度是：不管别人怎样，我要做健康环保的事情，我要过健康环保的生活。我们一贯坚持，无论研发产品也好、服务客户也好、投身公益也好，健康环保的责任心，必须成为绿瘦未来发展的动力。

　　相比于其他同类产品，我们与之区别在于，很多人至今还将焦点停留在"危险、有害"的危机感上，强调的是"什么不能做、不能吃"，而我们则强调努力主动争取健康、乐活的生活方式。

　　我所期望的是，"绿瘦"作为一种健康的生活方式和生活态度，能够迅速被越来越多的人接受，并且延展为一种特定的文化，这让更多的人重新思考生活、重新审视时尚、重新定义流行。这不仅仅是为美丽倾注一生的女性的需要，更是这个时代的需要。

　　出版《享瘦女人》这本书，是我一直以来的愿望。"绿瘦"不仅是一个知名的健康瘦身品牌，更是一种先进的健康理念，需要以一种轻松幽默的方式描述并传播，本书的执笔人康老师帮我实现了这个心愿，他是我第一个要感谢的人。同时，我还要衷心感谢我的团队，因为没有他们，"绿瘦"的理念只会是一座空中楼阁，正是我的伙伴们不断地努力和探索，才使"绿瘦"从一株新芽茁壮生长为一棵参天大树，让更多的人能够健康地"享瘦"生活与美丽。

　　健康是一种选择，享瘦是一种态度。如何做一个健康的享瘦女人，相信这本书能够带给您答案。

2012 年 12 月 6 日

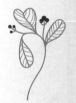

Part 1 意识
Sensation

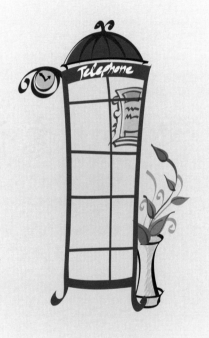

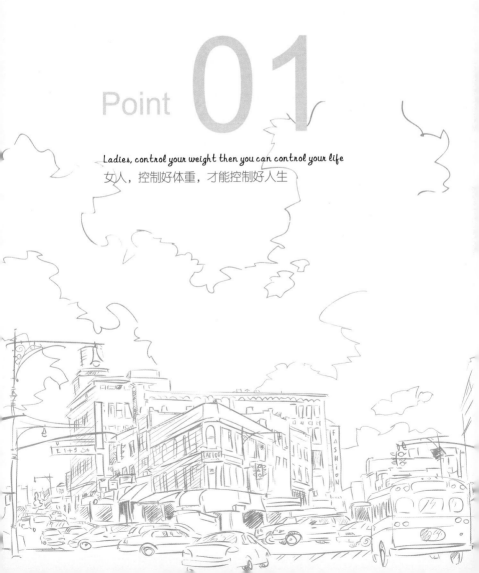

Point 01

Ladies, control your weight then you can control your life

女人，控制好体重，才能控制好人生

德国心理学家艾宾浩斯（H.Ebbinghaus）研究发现，在阅读之后的30分钟内，大多数人将忘记42%的内容，一天过后，就只能想起33.7%的内容了。现在，让我们将本节的重点记录下来吧！

我平时 □从不关注 □偶尔注意 □较为关注 □十分注意 自己的体重情况，我认为女孩子的体重情况 □仅仅关系到美丽与否 □是一种生活态度的体现 □影响到方方面面甚至比想象中的更为广泛。通过阅读本节的内容，我意识到体重与健康之间的必然关联。

在我们生活的星球上，每年至少有 2600 万人死于肥胖引发的相关疾病。我了解体重可以影响到健康的情况是 □与心脑血管疾病发病率有关 □与糖尿病发病率有关 □与肿瘤发病率有关 □与内分泌及代谢性疾病发病率有关 □与骨关节病变有关 □与以上各种情况都有关。

在日常生活中，我最为关注合理控制体重能带给我 □美丽的身材 □健康的体质 □令人羡慕的气质 □最少不要被别人笑话 □适应更多职业魅力需求 □吸引更优秀的异性追求，因此，我意识到控制体重很关键。

这些页面就是一套为你量身订做的健康瘦身计划哦！在任意页面扫描二维码，花1分钟的时间提交电子问卷，不但可以100%得到专业健康顾问的细致指导，还有机会赢取定期派送的"神秘大奖"哦！

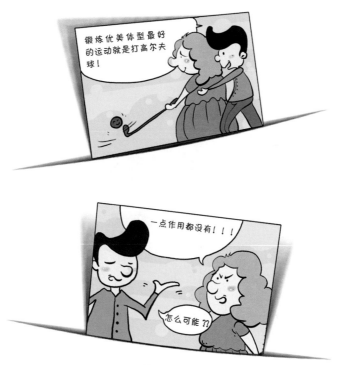

胖不是问题，胖的后果才是问题。

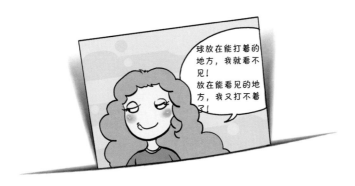

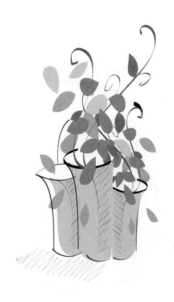

胖不是问题，胖的后果才是问题。

Point 01
女人，控制好体重，才能控制好人生
Ladies, control your weight then you can control your life

穷是男人致命伤，胖乃女人心头痛。

赚钱能力经常成为衡量优质男人的刻度尺，身材比例往往成为评判魅力女人的明信片。

男人和女人，甚至为此不惜代价。

瘦身塑型一直是女人长盛不衰的焦点，近两年正逐渐超越美容与情感的关注度，成为首屈一指的两至多位女生聚会闲聊之必备话题。

所有事实证明，不谈减肥，或者不关注身材比例，意味着从此脱离女性群体，至少从心理上，正式进入老年一族。也有人这样说："比你的脸更能代表你年龄的——是你的腰围。"

另外，女性的收入与幸福感往往与身材成正比例，收入越高的群体、幸福感越强的群体，身材越好，对身材的要求也越苛刻。

她们骄傲地说："塑身这点事都干不好，咱还能干点啥呢？"

中国台湾"中广新闻网"报道，澳大利亚和英国两所大学的调查发现，身材较肥胖的女性不容易找到工作，且薪水也比瘦的女性低，工作还比较粗重。

该研究人员邀请102名各大公司人力资源部门主管查看12份履历选择人才，但实际上这12份履历分属6名应征者，每名应征者都有两份履历，一份照片是减肥前，一份是减肥后。

HR们从履历判断哪些应征者进公司以后工作表现会较佳。结果发现，应征者减肥后不但起薪比较高，也被认为未来表现会更好。

研究负责人说，这项实验证明，肥胖的女性在职场上不太受欢迎。

老板通常看到肥胖的女性会直觉认为她们好吃懒做，另外由于身体比较粗壮，也必须负担比较粗重、耗体力的工作。

世界就是这么不公平，虽然对"以貌取人"一直口诛笔伐，但却始终按照这条原则明里暗里地行事。

能够在各大媒体露脸的女性，几乎清一色的好身材，常年出入CBD的职业女性，也都像花蝴蝶一样随风飞舞。对女性而言，身材或许有时比学历重要得多。

无论天生怎样一副妖娆的面孔，还有超过90%的女孩认为，不苗条就没法用"漂亮"这个形容词。同样，大约56%的男人也这么认为，但这并不证明男性比女性更能容忍"胖"的发生，因为很多时候他们更乐于逢场作戏。

历史上，除了唐代崇尚"珠圆玉润"，女子以胖为美，其余朝代几乎都以"蜂腰削背"为尚。中世纪的欧洲，贵族们流行塑身的礼裙，绑紧勒带，上突出乳房，下勒紧腰身，以求呈现完美的女性身材魅力。

除非与时尚绝缘，否则就不可摆脱时尚的引诱与规划。

因此，绝大多数女性减肥是为了追求"美感"，这看起来似乎有些"一瘦遮百丑"，但事实上，体重问题不仅仅关系到"美"的问题，还与健康密不可分。

随着现代医疗科学的进步，人们发现，由肥胖而诱发的疾病越来越多！

在亚洲，日本与韩国对此有着很充分的认识，各种运动馆与健身会所星罗棋布，日本人与韩国人也是整个亚洲成人身材比例保持最好的两个国家。在中国，长时间以来，由于"胖"是一种生活优越的代名词，人们对"胖"所引发的后果视而不见，这种漠视渐渐提高了各种慢性疾病的发生率。

有时候，人们宁愿在一种虚无的优越感中陶醉，也不愿打破陈规，接受改变。

肥胖，包括肥胖病以及体重超出正常标准，正成为威胁世界各国人民健康的一个关键因素。根据世界卫生组织（World Health Organization）的报告，21世纪人类健康面临最大的威胁，已经从癌症转为肥胖。

由肥胖引起的慢性病，取代吸烟成为死亡最重要的诱发因素。加拿大的一份研究报告称，肥胖每年给加拿大医疗保健系统至少带来40亿加元的负担，已经成为诱发社会问题的一个重要因素。

加拿大安大略省是其最发达的省份之一，也是加拿大人口最多的省份，其人口数量约占加拿大人口总数的40%。但在安大略省的成年人（18岁及以上）中，约有一半的人有肥胖的问题，并且比率还在不断增加。

在中国的情况也不容乐观，中国人的体重增加数据已经不可预测，紧追欧美发达国家不放，但人体机能的总体素质却在下降。

胖人患癌症或性功能障碍的机率是正常人的150%，患心脑血管疾病的机率是正常人的250%，患糖尿病的机率是正常人的300%。这些都是极难治愈的"绝症"。

人生幸福由什么构成？——健康，快乐。

为了健康，你要拒绝肥胖，合理控制体重。

为了快乐，你要拒绝肥胖，合理控制体重。

尤其对女人来说，身材好的女性感受快乐的程度，要明显优于偏胖的女性。

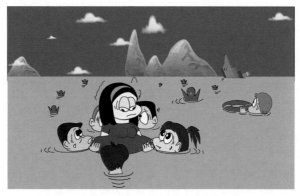

无论出于什么目的，减肥这个时尚话题在女性群体中逐渐普及。然而，一些不利健康的减肥方式也悄然误导着大众。

比如很多人将节食当成控制体重的方式，甚至在一段时间内绝食。这种急功近利的做法即使带来体重下降，其对健康的杀伤力也非同小可。那我们还不如换一种方法蛮干，把自己的大腿砍掉，马上就能减20斤，可笑的是，很多人的行动与此如出一辙。

这也是我们创作本书的最终目的，我们不但倡导减肥，更倡导健康，用失去健康换减少体重的做法，本书深恶痛绝。

Point **02**

Lose the fat not the weight

减肥，并不是减体重

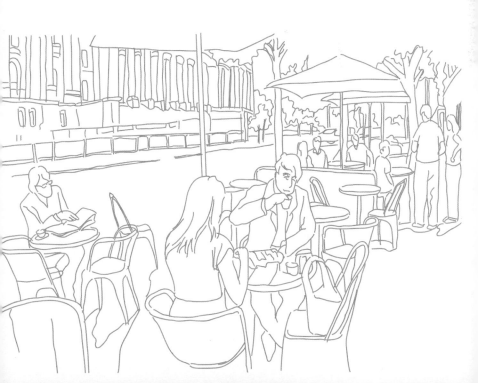

　　德国心理学家艾宾浩斯（H.Ebbinghaus）研究发现，在阅读之后的30分钟内，大多数人将忘记42%的内容，一天过后，就只能想起33.7%的内容了。现在，让我们将本节的重点记录下来吧！

　　我们的身体由水、脂肪、碳水化合物、蛋白质、无机盐及微量元素、维生素等元素组成，其中对健康影响最大的因素是　□水　□脂肪　□碳水化合物　□蛋白质　□无机盐及微量元素　□维生素，这也是造成肥胖的主要因素。

　　减低体重的方式有很多，我认为比较健康的减肥方式有　□运动□过度节食　□少吃肉多吃菜　□服用药物　□失恋或失业　□蒸桑拿浴，我曾经　□尝试过　□从未尝试过减肥，但我知道控制体重是一件　□很简单　□没准　□很麻烦的事。

　　正常情况下，人体的脂肪量应该在体重的　□ 12%　□ 15%□ 18%　□ 21%　□ 25% 左右，我　□知道　□完全没注意过　□尝试了解 自己的脂肪量，我觉得这对我未来的生活质量很重要。

　　这些页面就是一套为你量身订做的健康瘦身计划哦！在任意页面扫描二维码，花1分钟的时间提交电子问卷，不但可以100%得到专业健康顾问的细致指导，还有机会赢取定期派送的"神秘大奖"哦！

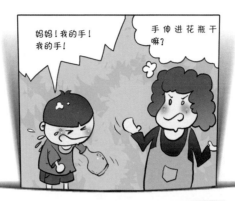

有的时候不是我们不知道应该做什么，而是选择了错误的行为方式。

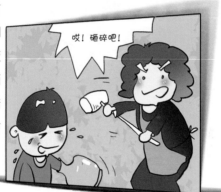

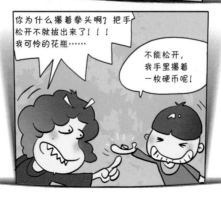

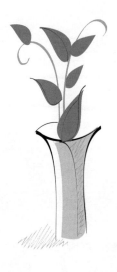

有时候不是我们不知道应该做什么，
而是选择了错误的行为方式。

Point 02
减肥，并不是减体重
Lose the fat not the weight

女孩子们除了每天必须在镜子面前对视或者发呆两个小时以上，另一大重要的特点就是大多数女生对体重计也保持着格外的警惕性与好奇心。

一方面，只要遇到体重计，就情不自禁地被吸引过去，莫名其妙地产生称量一下的冲动，并且不可自已；与此同时，都会在心中默默祈祷："老天保佑，只许少，不许多！"战战兢兢，直至害怕得打消原来的念头，随便找个借口逃开。

减肥，并不完全等同于减少体重。

将减肥等同于减少体重这个误区至今还存在于超过85％的女性认知中。

无论是控制饮食，还是加强锻炼，坚持一段时间之后，99%的女孩子会偷偷检验一下自己的"战果"。带着忐忑而自信的矛盾心情，称量过体重以后，只要发现数值下降，则快乐爆发，欢天喜地。

但认知的黑洞也在这里。

人体的质量由什么构成？

人体是以物质为基础的综合有机体。

人体是由水、脂肪、蛋白质、维生素、碳水化合物（糖类）、无机盐及微量生物活性物质所构成的。这些元素或物质在人体内均占一定比例，既不能过高，也不能过少，以60千克体重的成年人为例：

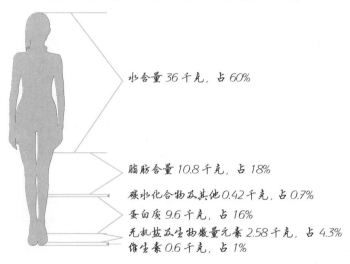

水含量36千克，占60%

脂肪含量10.8千克，占18%

碳水化合物及其他0.42千克，占0.7%

蛋白质9.6千克，占16%

无机盐及生物微量元素2.58千克，占4.3%

维生素0.6千克，占1%

进化的鬼斧神工将人体打造成一部精密无比的仪器，构成人体质量的各种组成成分就相当于维持仪器正常运转的零件。由于生活方式不当或者病变等原因，某些成分比例失调，比如脂肪含量增加，从长期看就会损害整个机体的健康。

　　因此，我们要减少的并不是你的体重，也不是脂肪，而是合理调节各种成分比率！

　　如果选择了错误的方式，就像"砸花瓶"的漫画情节一样，还没搞清楚怎么回事，就义无反顾地投入一场比保持现状危害更大的运动中去，最终就连一枚硬币都不会得到。

　　姑娘们大可不必为体重计显示减少了5斤的结果而欢呼雀跃，你首先要弄明白，减少的5斤是什么，肌肉？脂肪？水分？蛋白质？还是脱掉了换季的厚重衣服？

　　我们对人体一无所知，仅仅用左摇右晃的体重指针这个单一的维度评价，显得尤其单纯无知。

　　小敏身高1.68米，体重57公斤，身材匀称。一次体育课上，小敏穿上运动短裤，被同学戏谑"大腿怎么变粗了"。一句戏言，却让爱美的小敏认为她变胖了，她开始减肥。

　　她选择了明星常用的"水果＋运动"的减肥方式，每餐只吃一个苹果，每天坚持跑步两个小时，饿极了就喝水充饥。

　　她的减肥目标是体重80斤，当历尽艰辛达到目标的时候，却发现身体已经不受她的控制了！只要吃东西，胃就会难受，然后呕吐，甚至一两天不吃也不觉得饿。

　　当小敏被抱进中山大学附属第三医院精神心理诊室时，她已经瘦弱得不成样子。长期的营养不良让她的很多脏器功能极其衰弱，免疫力极其低下，最终死于一场感冒引起的并发症。

　　这不是故事，这是一个真实发生的事实，为了保护当事人隐私，文中"小敏"为化名。

　　很多女孩子把控制体重当成一种竞赛，为了跑赢心中的目标而严重损害着身体健康。类似小敏的案例不是个例，很多医院都接诊过长期厌食的患者。

　　体重下降到一定程度时，大脑的海马体会受到损伤，对食物的厌恶程度增加，大脑会分泌一种激素让身体觉得"不需要食物"。

长期"不需要食物"的结果，就是身体得不到应该供应的营养来源，体重下降的同时，各个器官承受着超负荷的劳作，由于过早的衰竭而导致机体病变。

人体的每一个构成部分，都是你终生最值得信赖的伙伴。

你要爱护它们，关照它们，而不是肆意折磨它们。

即使是大多数减肥领域矛头所指、被口诛笔伐深恶痛绝的脂肪，也是人体必不可少的营养素。它不仅为人体提供热能、保持体温和贮存能量，还是构成细胞、神经组织不可缺少的原料。此外，脂肪还负担着调节新陈代谢、合成激素的重任，还是维生素A、D、E、K等的溶剂。

爱美的姑娘们啊，在你们选择减肥之前，一定要系统地了解营养与健康方面的知识，切不可因小失大，减了体重，毁了一生！

Point 03

Really need to lose weight?——Let data decides

是否需要减肥？ ——让数据告诉你吧

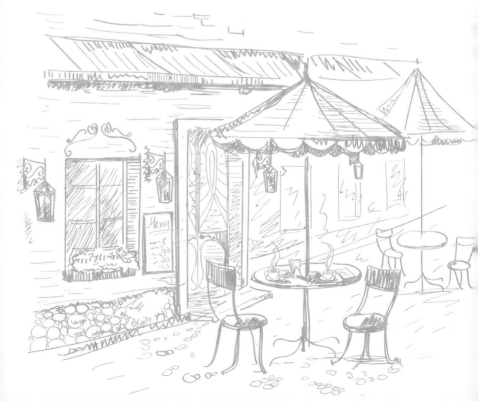

德国心理学家艾宾浩斯（H.Ebbinghaus）研究发现，在阅读之后的30分钟内，大多数人将忘记42%的内容，一天过后，就只能想起33.7%的内容了。现在，让我们将本节的重点记录下来吧！

通过身高体重指数（BMI）的计算公式及本节给定的参考标准，我计算得出我的BMI处于 □正常 □危险 □高风险 □极高风险区间，这将 □不对我造成任何影响 □对我未来的健康形成隐忧，如果不及时控制麻烦就大了！

通过体脂百分比的计算公式：体脂百分比 = 1.2×BMI + 0.23×年龄 - 5.4 - 0.23×性别，我计算得出我的体脂百分比在 □8%～12% □12%～18% □18%～25% □25%～30% □30%以上 区间内，这个区间属于 □正常情况 □有肥胖趋向 □轻度肥胖 □严重肥胖。

这两项重要的数据能告诉我是否采取必要计划控制体重，除此之外，我还要参考其他测试数据，其中包括：□腰臀胸比例 □皮褶厚度 □体脂仪 □CT与核磁 等，完全掌控我自己的体重与脂肪的现有状况。

这些页面就是一套为你量身订做的健康瘦身计划哦！在任意页面扫描二维码，花1分钟的时间提交电子问卷，不但可以100%得到专业健康顾问的细致指导，还有机会赢取定期派送的"神秘大奖"哦！

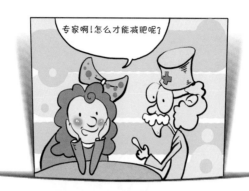

一件事情的好坏，经常要通过另一件事情才能表达出来。

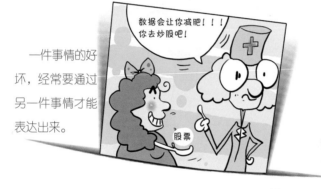

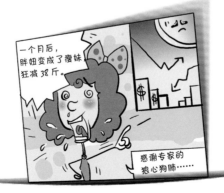

一件事情的好坏，经常要通过另一件事情才能表达出来。

Point 03
是否需要减肥？——让数据告诉你吧
Really need to lose weight?——Let data decides

男人："说实话，没有你，我的生活肯定会大不一样的！"

女人："如果做家务太累，搞不好我会生病的。"

男人："放心，我绝不会让这种事发生的。"

女人："那我可以随时逛商场买喜欢的包包吗？"

男人："当然了，你和我的想法完全一致。"

女人："你不会嫌我太胖吧？"

男人："不可能，谁这么想过啊！"

女人："你保证只能疼我一个人……"

男人："这还用说吗，绝对不看她们一眼。"

女人："你会善待我的父母吧？"

男人："这很好啊，我甚至愿意用我的命换他们幸福……"

女人："我可以有自己的异性密友吗？"

男人："毫无疑问，这是我们交往的原则！"

女人："你不是在骗我吧……"

结婚之前，男人感动女人的方式有无数种；结婚之后，好像找到任何一种都比较难。

以上男人对女人的海誓山盟，看上去没什么问题吧？顺序看下来，男人对女人千依百顺，可是倒过来看呢？意思就会完全相反。

大多数事物就是这样，从不同的角度观察，就会看到不同的景象。并不是结婚了人就会变，而是我们观察对方的角度变了。同样，我们观察"胖"的角度不同，也会得到不同的结果。

年轻女孩子们对胖的标准明显要苛刻一些，而中老年妇女则可能对体重问题不以为然，这常常导致不需要减肥的人拼命在减肥，而需要控制体重的人反而稳坐泰山。

到底什么才是胖？胖到什么程度才需要控制？

比较通用的方法是用"身高体重指数"（Body Mass Index，BMI）测算胖的程度。身高体重指数又称人体质量指数，是一个用于公众健康研究的统计工具，也是一种公众纤体指标。我们可以把人的身高及体重换算成BMI值，计算公式如下：

$$BMI = \frac{w}{h^2}$$

w = 体重，单位：千克；

h = 身高，单位：米；

BMI = 身高体重指数，单位：千克/平方米。

世界卫生组织经过专家评估后认为，东南亚成人的超重指标要低于世界平均水平。由于亚洲人体型的特点，超重的分界值在22~25间浮动，肥胖的分界值则在26~31间变动。例如在新加坡，超重标准是23以上，肥胖标准是27.5以上。

中国发布的《中国成人超重和肥胖症预防控制指南》认定，体重、腰围的适宜值及其与相关疾病的关系如下所示：

分类	BMI值（千克/平方米）	腰围（厘米）		
		男<85 女<80	男85~95 女80~90	男≥95 女≥90
过低	18.5以下	——	——	——
正常	18.5~23.9	——	危险	高风险
超重	24~27.9	危险	高风险	极高风险
肥胖	28以上	高风险	极高风险	极高风险

现在，我们可以计算一下你的BMI值和腰围，看看你在哪个区间，让数据代替你的眼睛或者感觉，因为这样做对你的身体更负责任。

但与此同时，我们也不能完全相信BMI数据，因为个人的机体组成成分完全不同，一个肌肉发达、体重很大的健美男，其BMI值可能与严重肥胖的"大肚将军"一样。如果占据体重主要比例的成分是肉而不是脂肪，则根本不需要减肥。

数据也是会说谎的，即使你的BMI与腰围完全在正常范围内，也不能确定你的皮下脂肪不会给健康带来麻烦。为了将来减少被疾病折磨的风险，我们还需要估算一下另外一项数值——体脂百分比。

体脂百分比 = 1.2 × BMI + 0.23 × 年龄 − 5.4 − 0.23 × 性别（男性为1，女性为0）

瘦身通常将脂肪视为主力敌人，但这种观念并不完全正确。脂肪包含必需脂肪（Essential fat）及储存脂肪（Storage fat）。必需脂肪就是指身体要维持生命及繁殖所需的脂肪，如果瘦身计划减掉了必需脂肪，这种做法无异于自残。

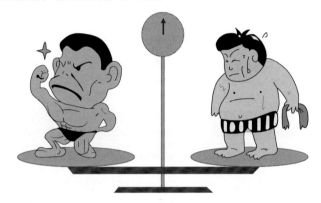

女性的必需脂肪比例会比男性高，因为需要维持生育、喂哺及其他由荷尔蒙调节的身体机能。男性必需脂肪一般占体重的2%～5%，而女性为10%～13%。

储存脂肪大部分藏在胸腔和腹部，也并非所有的储存脂肪都是"赘肉"，它们像一层海绵，通过缓冲外部压力保护你的内脏。

我国青年男子的体脂百分比为10%～15%，女子为20%～25%。随着年龄的增长，体脂百分比有所增加，中年时期最高，男子达20%以上，女子达30%以上，如果超过了33%，那就得采取必要措施了。

直接测量脂肪占体重的比例非常困难，因此我们只能估算大约的体脂百分比数值，但尽管如此，我们所得到的这些数据，也是体重计无法告诉你的，它们和你的健康息息相关。

Point **04**

These methods are for picking the fat up not losing the fat off

这些做法是在"捡肥"，而不是减肥

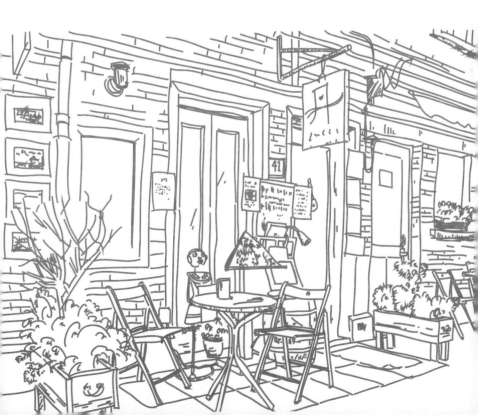

德国心理学家艾宾浩斯（H.Ebbinghaus）研究发现，在阅读之后的30分钟内，大多数人将忘记42%的内容，一天过后，就只能想起33.7%的内容了。现在，让我们将本节的重点记录下来吧！

我认为以下这些减肥的行为是不利于健康的：□一天就吃一顿饭 □只吃水果和青菜 □负重登山累得半死 □尝试各种减肥药物 □每餐控制食量 □坚决不吃各种零食 □只有饿极了才少吃一点。

我 □从未尝试 □偶尔用过 □经常使用 □一直在用 各种减肥产品，其中包括药物、偏方或者减肥器械，在服用减肥药物期间，我的体重变化 □明显下降 □有所减低 □维持不动 □忽高忽低，为此，我需要找时间咨询一下健康瘦身的专家。

我 □从未关注 □偶尔关注 □经常关注 身边朋友的体重控制方法，并适时交换心得与经验。但是我发现，他们的方法对我 □同样适用 □基本没有效果 □有些好使有些则不好使，因此我决定认真阅读本书的内容，找到问题发生的根源。

这些页面就是一套为你量身订做的健康瘦身计划哦！在任意页面扫描二维码，花1分钟的时间提交电子问卷，不但可以100%得到专业健康顾问的细致指导，还有机会赢取定期派送的"神秘大奖"哦！

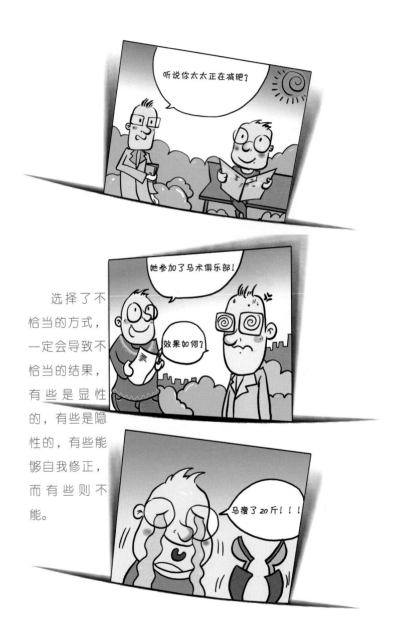

选择了不恰当的方式，一定会导致不恰当的结果，有些是显性的，有些是隐性的，有些能够自我修正，而有些则不能。

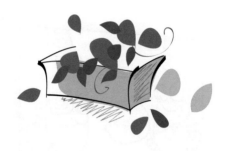

选择了不恰当的方式，一定会导致不恰当的结果，

有些是显性的，有些是隐性的，

有些能够自我修正，而有些则不能。

Point 04
这些做法是在"捡肥"，而不是减肥
These methods are for picking the fat up not losing the fat off

话题太严肃了，讲个小故事轻松一下。

在两晋南北朝时期，有一个著名的儒将叫谢艾。

他是一介书生，从来没上过战场，当时他所处的凉州势力被打得惨败，这个小伙子毛遂自荐，愿意领军出战。

谢艾打仗的风格很怪异，中国台湾文化学者柏杨形容他为"卤水诸葛亮"，手持羽扇，足踏四轮小车，一副满不在乎的模样。当敌人气势汹汹地杀过来的时候，谢艾命令在阵前铺设胡床，自己躺在床上，军队不许乱动。

对方前进到距离他一丈远的时候，反而胆怯了，想看清他到底耍什么花招。这个时候，谢艾手下部将已奉命绕到对方背后进行掩袭，谢艾乘机大举进击，前后夹攻，取得了很滑稽的胜利。

后来，也有一位将军认为谢艾打仗的方式极其潇洒，并且坚信阵前躺在床上是可以威慑敌人的，但很不幸，他所面对的敌人不吃这套，冲上来把他乱刀分尸了，悲剧啊……

历史就是这样不公平，同样的方式，一个成了千古名将，一个成了千古笑话。

判定是否正确，是否有效，绝不能停留在表面。

一种方法对某一群人有效，到你这里可能就无效了，这种事情经常发生。所以很多人在网络上拼凑了一些瘦身方法，也不管是否合适，拿来就用，前一个月还信誓旦旦："肥肉我和你拼了！"后一个月就颓废地宣布："肥肉你赢了……"

有人运气好，在瘦身的路上成为谢艾，糊里糊涂地得到了想要的结果；也有人运气不好，千方百计地试验别人走过的路，再用自身的经历诠释一连串的笑话。

一定要先知道原理，再根据自身的情况制定方法，结果才会有效，否则的话，照葫芦画瓢，纸上谈兵的悲剧就会一再发生。这个道理看似简单，可很多人一辈子都想不通。最少有三种常见的不完全正确的瘦身方法，用好了很潇洒，用不好减肥不成，反而增肥。

◎狂热运动派

运动一直是减肥不二的法门。

但并不是所有的运动都能降低体重，塑型身体。

有些女孩子们为了短期见效，在健身房里挥汗如雨，用高强度的运动消耗皮下脂肪。首先强调这样做是见效的，理论上讲，脂肪的消耗仅有两条路可行：一是"节流"，通过减少营养摄入而减少脂肪储备；二是"开源"，通过增加消耗而增加脂肪分解。

但是，高强度运动在消耗脂肪的同时会促进肌肉组织增生，从而打开身体对热量的需求缺口，而高热量的食物摄入又反过来促进皮下脂肪的积累效率。

因此，我们要尽量采用温和的有氧运动方式，而不是像运动员一样每天超负荷锻炼。

◎见效就收

无论是运动还是控制饮食，很多人在坚持一段时间取得效果之后，就沾沾自喜，回到原来的生活习惯中去。

身体的记忆能力要远远超出你的想象。比如饮食习惯要坚持一年以上，才能相对固定下来。如果你用健康的饮食方式代替目前的饮食方式，坚持了三个月之后发现有些效果，就认为偶尔放纵一下口腹之欲也没什么关系，那么最可能的结果是你将恢复原来的体重，甚至更胖。

因此，饮食习惯切忌不可大起大落，要逐渐适应更为健康的饮食方式，急功近利的做法会使身体不由自主地准备更多"缓冲区"适应多变的营养摄入环境。见到效果就收兵的方式，只能促使身体的"缓冲区"越来越大，随着年龄的增加，体重呈螺旋式上升的态势。

当你的身体机能还没有适应你新的身体规格，早晚会反弹。

其他瘦身方式也是一样，循序渐进，量变才能积累为质变。

◎减肥产品当饭吃

最好的瘦身方式是自然而瘦，但依然有很多人选择药物辅助的方式。

每一款减肥产品，其实都是针对某项或者某几项身体机能的刺激或者抑制，无一例外。有的是通过酶让你产生饱的感觉，有的是通过不可消化的颗粒清洁肠道褶皱，有的是通过各种复合功能改变身体新陈代谢的规律。

无论是哪种方式，都必须在专业人员的指导下适度地使用，要根据身体很敏感的变化及时调节瘦身方案，而不是想当然地胡乱服食。

在一些不负责任的广告宣传下，很多人误解减肥产品为洗手间水龙头，打开的角度越大，出水量就越多，于是就各种药物齐上阵，或者大剂量服用某一种产品。

引起肥胖的原因变化多端，一份缜密的瘦身计划绝不仅仅只有该吃什么或者该做什么，最重要的分析是找到体重超标的原因，然后以此为根据选择适合的辅助性药物，并跟踪观察效果，随时作出调整。

把选择减肥产品的精力，放在选择健康管理专家上，你会收获更多。

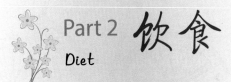

Part 2 饮食

Diet

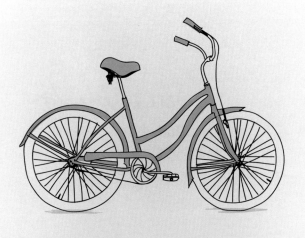

Point 05

Food travelling log in the body

食物在身体内的旅行

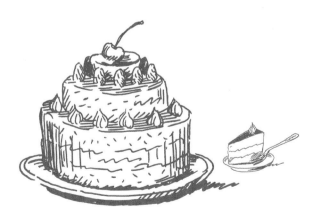

德国心理学家艾宾浩斯（H.Ebbinghaus）研究发现，在阅读之后的30分钟内，大多数人将忘记42%的内容，一天过后，就只能想起33.7%的内容了。现在，让我们将本节的重点记录下来吧！

我的年龄在哪个范围？ □ 25 周岁以下　□ 25 ~ 30 周岁 □ 30 ~ 35 周岁 □ 35 ~ 40 周岁 □ 40 周岁以上

我对食物的消化吸收过程 □基本不了解 □仅仅知道一点 □积累了一定程度的健康知识 □很精通 **并关注自己身体的变化**，食物对身体的健康与机能综合素质密不可分，因此日后要多积累一些这方面的常识，做到口中有福、心中有数。

通过阅读本节内容，我掌握了身体的主要消化器官是 □胃 □小肠　□大肠　□肝脏或其他，我们的身体主要利用糖、蛋白质与脂肪这三类物质维持生命，通常情况下，这三类物质的代谢先后次序遵循以下规律： □蛋白质——脂肪——糖 □脂肪——糖——蛋白质 □糖——脂肪——蛋白质 □糖——蛋白质——脂肪。

这些页面就是一套为你量身订做的健康瘦身计划哦！在任意页面扫描二维码，花1分钟的时间提交电子问卷，不但可以100%得到专业健康顾问的细致指导，还有机会赢取定期派送的"神秘大奖"哦！

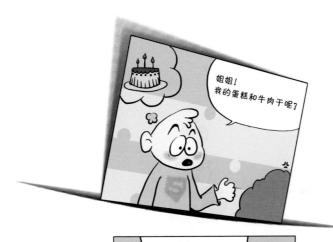

得到和失去永远捆绑在一起，像一张纸的正面和反面，可我们偏偏只对其中的一面欣喜若狂，对另一面却视而不见。

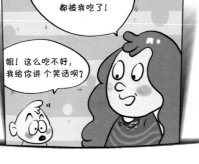

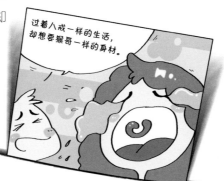

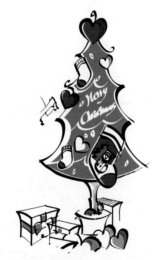

得到和失去永远捆绑在一起，

像一张纸的正面和反面，

可我们偏偏只对其中的一面欣喜若狂，

对另一面却视而不见。

Point 05
食物在身体内的旅行
Food travelling log in the body

尽管人体复杂得超乎想象，但并不像宇宙一样无限大。

人体像一个气球（佛学称为"皮囊"，是有一定道理的），塞进去的东西越多，体积就会越大。只是这只气球既有进口，又有出口，如果只出不入，体积就会瘪下来；如果只入不出，体积就会涨起来。

这个道理看似很简单，其实机体与外界能量的同化过程却异常繁复，导致肥胖的原因也千差万别。我们简单模拟一下脂肪的形成过程：

◎各种食物在胃部被磨碎，一小部分直接被消化掉了，但大部分进入小肠进一步消化吸收。

◎小肠很聪明，会分辨营养成分，然后分类吸收，主要有三类营养：碳水化合物（糖类）、蛋白质和脂肪。

◎在血液、胰液、胆汁、各种酶等辅助作用下，各种营养物质被切割得越来越小，大分子变为小分子，以便通过小肠绒毛进入血液循环。

◎小肠绒毛就像吸管，将身体需要的各个营养元素吸取进来，碳水化合物变成葡萄糖，蛋白质变成氨基酸，脂肪变成甘油和脂肪酸，这些小分子营养元素随着血液循环到达需要它们的各个组织器官。

◎如果身体用不了这些原料，剩下的大部分会被肝脏和肌肉加工成脂肪，保存起来，等待以后再分解利用。

◎脂肪主要存在于四个地方：肠壁、血液、脏器与皮下。血液中的脂肪多了，就会形成高血脂，肝脏里的脂肪多了，就会形成脂肪肝，皮下脂肪多了，就会肥胖。

当然，导致肥胖的原因有很多种，但其中发生几率最高的原因是饮食不当。

我们每天吃进去的东西千差万别，水果、米饭、面、肉、青菜、蛋、甜点、油炸臭豆腐和红酒……这些食物进入身体，进行复杂的物理与化学反应，分解成维持生命延续的元素，能被人体利用的主要由三类：

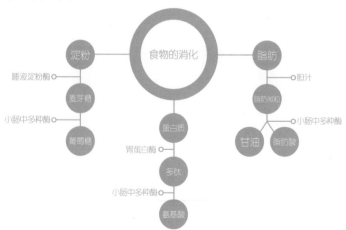

碳水化合物（糖类）分解成葡萄糖，在身体内像汽油一样燃烧，放出能量，让身体细胞正常工作，尤其是脑细胞，它们只"吃"葡萄糖，否则就拒绝工作，没的商量。

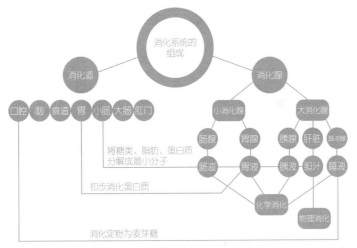

蛋白质分解成氨基酸，这是身体修复必需的原材料，每天我们都要死亡一些细胞，新生一些细胞，氨基酸不足，就不会有新生的细胞，后果相当严重。

脂肪分解为甘油和脂肪酸，是身体的能量仓库，当体内葡萄糖不足的时候，脂肪就会代替葡萄糖燃烧产生能量，而在平时，脂肪则处于安静的睡眠状态，这是身体的备用电池。

出于生命强悍的自我存在能力，我们的身体总趋向于储备更为充足的能量，而不是适可而止。这样，脂肪就以身体"后备电池"的功用，越来越多地被积累下来，以备身处险恶环境的不时之需。

为什么有人每天脂肪摄入量很少，也会发胖呢？

这与身体的储存机制有关。

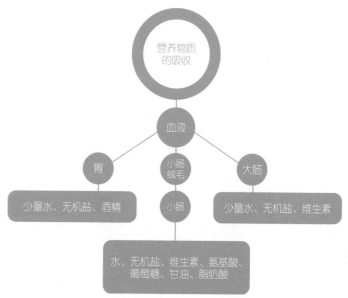

人体的脂肪储备不仅仅来源于我们吃掉的含有脂肪的食物，不含有脂肪的食物也会变成脂肪。一个胃口很大的人，一顿饭吃掉半锅米饭，尽管只吃青菜，不吃油，也不吃肉，但大量的米饭会分解为大量的葡萄糖，用不了的这些燃料，就会转化为脂肪储存起来。

这与身体的释放机制也有关。

日常劳作需要身体消耗能量，葡萄糖是最主要的燃料。如果糖供应不足，后备电池脂肪开始进入工作状态，身体将燃烧脂肪提供能量。如果连后备电池都没有，当然这种情况轻易不会发生，身体将燃烧蛋白质也就是你的肌肉提供能量。

反过来看，如果体内糖供应充足，脂肪就安静地待在那里，只会增加，不会减少。也就是说，吃的多，用的少，剩下的基本都是脂肪。即使吃的不多，但只要用的少，还是会有脂肪沉积下来。

因此我们说，人体储存脂肪是一种本能。

以百万年计算的漫漫进化路途中，挨饿的时间要远远大于吃饱的时间，为了适应环境，身体不由自主地积累能量储备。

可是没想到，突然有一天人类成为这个星球最聪明的生物，把其他物种吃得落荒而逃，从而摆脱了原始的胆战心惊，过上了富足的生活。但是，幸福时光实在来得有点晚，身体并没有改掉原来的习惯，最初帮助我们度过无数劫难的脂肪，现在却成了对生命威胁最大的敌人。

科技让人变得懒惰。

我们告别徒步行走，坐上了汽车；忘记了流汗的劳作，学会使用机械；饥饿变得不可思议，开始选择口味。食物越来越精细，肉类越来越多，医疗让自身的免疫失去立足之地。摄入量增大，运动量减少，于是我们的"皮囊"就越来越胖。

健康，就尽量让自己生活得"原始"一些吧！

Point 06

Nutritious food? Not really

你所知道的营养品，大部分都没用

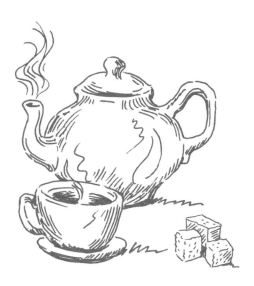

德国心理学家艾宾浩斯（H.Ebbinghaus）研究发现，在阅读之后的30分钟内，大多数人将忘记42%的内容，一天过后，就只能想起33.7%的内容了。现在，让我们将本节的重点记录下来吧！

我对营养品的印象是：□很贵但却是有营养 □华而不实 □只是小孩或者老人才需要 □只要有条件就应该选择服用一些营养品 □生病了才会吃吧 □一点用处都没有，因此我曾经或者打算 □适当选择一些 □除非必须否则不会补充 □完全没有必要购买营养品。

世界卫生组织绘制了一座营养金字塔，越靠近金字塔顶部，我的身体越不需要。营养金字塔第二层在我的日常饮食中占有很大比例，它们是：□米饭或面食 □肉类 □蔬菜 □水果 □油脂 □粗粮 □坚果 □豆制品。处于最高层的食物，我的身体最不需要，它们是：□鱼肉 □奶制品 □牛羊肉 □油脂 □猪肉 □豆制品 □酒类 □面包或甜点 □水果。

我发现营养金字塔的最底层并不完全由食物组成，□锻炼 □睡眠 □监控 □饮茶 □美容 □工作规律，这几项因素与我的健康关系密不可分，因此我必须下决心在生活中增加这些活动，保持我的健康与营养。

这些页面就是一套为你量身订做的健康瘦身计划哦！在任意页面扫描二维码，花1分钟的时间提交电子问卷，不但可以100%得到专业健康顾问的细致指导，还有机会赢取定期派送的"神秘大奖"哦！

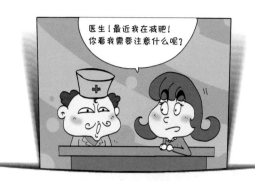

物以稀为贵有点坑人，一向认为少的就是贵的，贵的就是好的，有钱了就不分青红皂白乱补，还振振有词地说："根据《本草纲目》记载……"

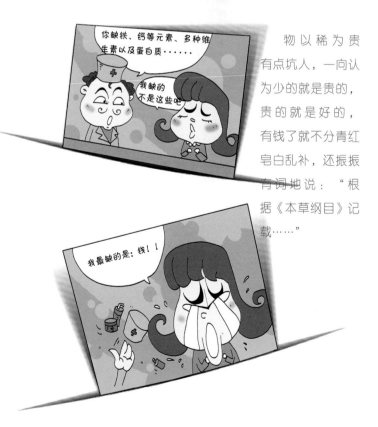

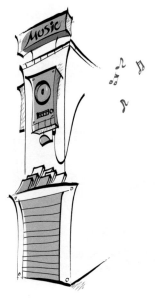

物以稀为贵有点坑人，一向认为少的就是贵的，

贵的就是好的，有钱了就不分青红皂白乱补，

还振振有词地说："根据《本草纲目》记载……"

Point 06
你所知道的营养品，大部分都没用
Nutritious food? Not really

美国一家研究机构曾经做过一个有趣的试验。

研究者把小白鼠分为三组：A组给予充足的食物，并且保证食物种类多样化；B组只给70%的食物，种类也相对减少，但经常更换组合；C组供应50%的食物，种类与B组保持一致，并不更换食物组合。

经过长期观察发现，自由无限量进食的A组小白鼠，动作迟缓，体型偏胖，毛粗且杂乱，门齿长且脆，平均寿命为800～900天。B组小白鼠动作活泼，皮毛光泽洁净，牙齿坚固，平均寿命在1000天以上。C组小白鼠则表现出两极分化的状态，既有长寿且健康的机体，又有短寿且病态的机体。

这从一个侧面揭示了生命的奥秘。

通常我们认为不限数量、不限种类地摄取食物是幸福的一种状态，但大量事实证明，这是繁衍生息的一个误区。

甚至科学界普遍认为，几乎超过97.6%的动物和植物，都只需要适量的营养供应，多余的营养成分将成为生命的累赘。

营养，不是你认为的那样。

我们曾经做过测试，向大约1700名各界人士出示卡片，对于深海鱼油胶囊，97%的人认为"很有营养"，对于维生素补充药丸，84%的人认为"较有营养"，如果换成青菜豆腐加米饭套餐，则有79%的人认为"没有营养"。

直至今天，我们对"营养"这种物质到底是什么，一直搞不清楚。

参与测试的有普通工人、大学生、教师、白领上班族，以及身价不菲的公司老板等，但他们对"营养"的误区实在令人遗憾。

很多人有错误的观念：肉比菜有营养，菜比饭有营养，高级的补品就更有营养了，广告打得越凶，营养就越高。燕窝、鱼翅，那是大补上品，营养威力无穷；白菜豆腐，穷人家才吃，没什么营养。

事实与此正好相反。

燕窝只含有一种人体必需氨基酸，3种条件性必需氨基酸，而人体需要8种必需氨基酸，13种条件性必需氨基酸，燕窝可利用营养价值还不如普通米饭。鱼翅则更差劲了，鱼翅所含的蛋白质是一种不完全的蛋白质，基本上不能被人体吸收，吃鱼翅和吃瓜子皮没什么两样。

世界上只有中国人，用燕窝和鱼翅补充"营养"，并且千方百计地为这种做法找理由。

下页图是世界卫生组织绘制的"营养金字塔"。根据中国人的饮食结构，营养金字塔的内容会稍有变化，但大体不会相差太多。

减肥并不是减少营养摄取，我们明知道肥胖有害健康，然后再用有害健康的方式减肥，伤敌一千自损八百，那岂不是太笨了？

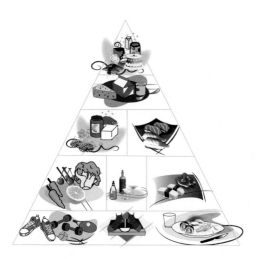

营养金字塔第一层就是锻炼、监控与基础膳食，这是健康的基础。

第二层由蔬果、油脂和粗粮构成，这部分应该在日常饮食中占有很大比例，但现代中国人饮食习惯中，粗粮的比例太少。

第三层要适当摄取果仁（以坚果为主）、豆类以及豆制品，还要补充高蛋白含量的肉制品，以鱼肉、禽类肉和蛋类为主。

第四层向上属于高热量供应区间，以奶制品为主，日摄入量200克即可，主要补充优质蛋白和维生素D以及钙元素。

第五层则尽量少吃，包括红肉：猪肉、羊肉和牛肉等，高脂肪黄油、奶油，各种含糖量很高的饮料，精细加工的面包及各种甜品等。

因此，真正合理的做法是协调搭配，优先保证身体的营养供给，在此基础上通过运动与合理膳食降低身体脂肪比率。

中国曾是拥有世界上最瘦人口的国家之一，如今正迅速地赶上西方国家。令人不安的是，这一切是在极短的时间内发生的。

那怎么做才能既不发胖，又保证充足的营养呢？

首先要保证每天的运动量，搬运工与医生每天的运动量明显不同。型体专家丹尼斯·澳斯汀表示，30分钟的有氧运动是食谱指导中一个非常重要的组成部分，它不仅可以使你充满活力，还可以使你更好地配合食谱中的各类需求。

其次饮食结构要多样化，不能为了瘦身的目的挑食。谷类、奶制品、蔬菜、水果、肉类和豆类及脂肪、糖和盐都是不可或缺的，但要按照大致的比例分配到日常餐饮中去，多则为负担，少则为忧患。

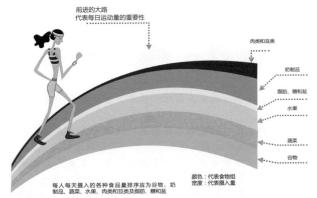

前进的大路
代表每日运动量的重要性

肉类和豆类
奶制品
脂肪、糖和盐
水果
蔬菜
谷物

每人每天摄入的各种食品量排序应为谷物、奶制品、蔬菜、水果、肉类和豆类及脂肪、糖和盐

颜色：代表食物组
宽度：代表摄入量

最后要保证微量元素的供给，包括各种维生素和矿物质元素，缺少这些看似不起眼的微量元素，身体细胞劳作与新陈代谢就会紊乱，有相当一部分比例的肥胖人群，其实是体内缺少某种物质、酶或者激素，而导致脂肪沉积。

关于各种营养元素如何影响你的体重，将在以后的章节详细阐述。每个人都是独一无二的，世界上不存在完全相同的两个人，所以每个人的瘦身计划也应该量身订做。

如果有人宣扬某项瘦身方案、瘦身产品适用所有人群，或者某种补品无所不能，那一定是个弥天大谎，你若当真，就输了。

Point 07

How to lose weight while eating?——Food calories chart

我就是想吃怎么减肥？ ——食物热量表

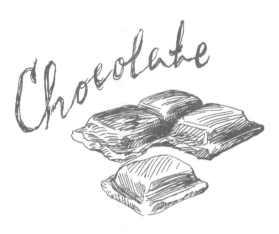

德国心理学家艾宾浩斯（H.Ebbinghaus）研究发现，在阅读之后的30分钟内，大多数人将忘记42%的内容，一天过后，就只能想起33.7%的内容了。现在，让我们将本节的重点记录下来吧！

我现在的饮食状况是：□饿了才吃 □吃撑的感觉很过瘾 □八分饱即止 □一日三餐不规律 □可口的使劲吃，不可口的只吃一点 □经常吃零食 □按时吃饭很规律，我认为自己的饭量和其他人比较 □吃得很少 □吃得较少 □差不多一样 □吃得较多 □吃得很多。

正常人每公斤体重每小时大约要消耗□ $4.15×10^3$ □ $4.18×10^3$ □ $4.23×10^3$ 焦耳的能量，因此我可以大体计算出我自己每天需要消耗的热量。在这个基础上，如果我进行适当的体育活动，消耗的热量还会有所增加。

根据本节提供的《食物热量表》，我知道提供热量最高的肉类食品是：□鸡肉 □羊肉 □猪肉 □香肠 □鱼肉 □牛肉，提供热量最高的主食是：□馒头 □米饭 □面包 □面条 □粥 □葱油饼 □方便面，提供热量最多的零食是：□冰淇淋 □巧克力 □糖 □薯片 □汉堡包 □饼干。

这些页面就是一套为你量身订做的健康瘦身计划哦！在任意页面扫描二维码，花1分钟的时间提交电子问卷，不但可以100%得到专业健康顾问的细致指导，还有机会赢取定期派送的"神秘大奖"哦！

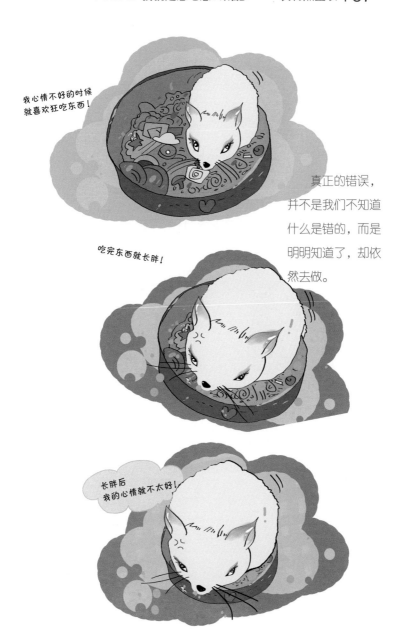

真正的错误，
并不是我们不知道
什么是错的，而是
明明知道了，却依
然去做。

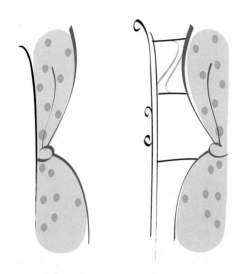

真正的错误，并不是我们不知道什么是错的，

而是明明知道了，却依然去做。

Point 07
我就是想吃怎么减肥？ ——食物热量表
How to lose weight while eating?——Food calories chart

你好：

我是一名在校大学生，即将毕业。

准备招聘考试，形象是很重要的一点。可是我在大学四年里，体重增长了20斤，身材胖胖的，有些担心。

我是营销专业的，尽管面试了很多公司，但一直没等到合适的Offer，我又不想随便就职于一家名不见经传的小公司，心里十分矛盾。

我是典型的化悲愤为食欲的人，心情不好就会不停地吃零食，饼干、蛋糕、瓜子、牛肉干……纠结啊，我要减肥，但却控制不住吃的欲望，愁死掉了。

好吧，我说实话，平时我的饭量也不小，吃饭总要寻找一种"撑"的感觉。尽管有时候提醒自己要少吃点了，可是过不了几天，就忘记了当时的雄心壮志。

郁闷的是，我不喜欢运动。

除了日常走路啊、上楼梯啊，我几乎找不到喜欢的运动方式。

曾经办了一张游泳卡，居然过期了还没用掉卡里的时间。

现在我下决心短时间内减肥，试过几种减肥产品，一点效果都没有。夏天我都不敢穿漂亮的衣服，肉露在外面我就特别不自信。

我第一次把闷在心里的事情说出来，希望能得到理解和帮助。

陈红四

2012年3月17日

这是我们曾经收到的一封求助邮件。

这不是个别的现象，很多人都有同类的困扰。

一方面，清楚地知道自己的体型并不完全达标，另一方面，又没法控制口腹之欲，任由发展的结果，就是体重持续增加，变成亚健康状态。

我们接触的数万计瘦身女性，有很大一部分比例属于这种典型的摄入式肥胖。

在我们生活的这个世界，能量是守恒的。

当灯发光的时候，电能转化为光能；当煤炭燃烧的时候，化学能转化为热能；当汽车飞驰的时候，化学能转化为动能。但无论怎样转化，能量既不会凭空消失，也不会凭空产生。

也就是说，燃烧1千克汽油，假设产生100单位的能量，那么这些能量可能有70单位被汽车转化为动能，30单位转化为机械磨损产生的热能。

总之，汽油消失了，但能量并没有消失，只是换成了其他形式继续存在。

我们吃饭也是如此。

各种食物就相当于汽油，经过消化吸收之后，食物被身体燃烧掉了，能量被转化成其他的形式——大部分变成热能维持我们生命的延续，还有一部分变成化学能贮存在细胞之中。

我们刚刚探讨过，当人体不需要这么多热能的时候怎么办？没错，化学能就增加了，脂肪就悄然累积起来。

那么，一天大约需要多少能量呢？

经过研究发现，正常人每公斤体重每小时大约要消耗 4.18×10^3 焦耳的能量——这就是营养学所定义的1大卡能量，也叫1千卡。这些能量大约是多少呢？相当于800克煤燃烧的发热量，能使1千克水温度升高1摄氏度。

基础代谢热量可以参考下图：

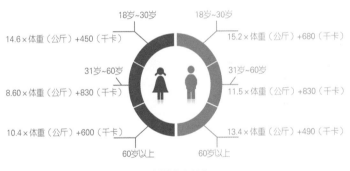

这通常是指人在静态情况下的代谢率，并不包括工作、学习与娱乐等活动。

多数人每天的活动需要另行增加热量，运动量大则需要的热量多，运动量小则需要的热量少。关于运动消耗热量更详尽的数据表，将在本书其他章节给出。

那我们所吃的食物，大约含有多少能量呢？

下面简要分类别列出了常见食物所含热量的简表，互联网上有很详尽的《食物热量表》，可以比较精确地计算出每种食物给你提供的能量。

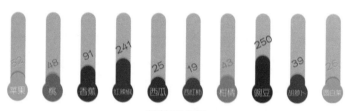

蔬菜和水果
热量（大卡）/可食部分（100克）

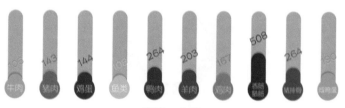

蛋类、肉类
热量（大卡）/可食部分（100克）

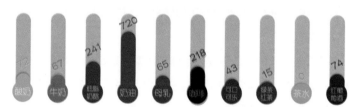

奶制品与饮料
热量（大卡）/可食部分（100克）

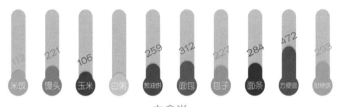

主食类

热量（大卡）/可食部分（100克）

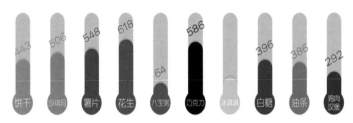

常见零食

热量（大卡）/可食部分（100克）

　　可以十分肯定地讲，要想减肥，每日饮食的设计热量必须低于供给基础代谢的热量。

　　只有如此，身体才能消耗自身储存的脂肪，从而使体重下降。反之，如果一个人比较瘦弱，除了生病的可能外，就是摄取的热量常年比需求的少。

　　需要特别强调的一点是，你的饮食结构必须要合理，瘦身不是一时冲动，而是要养成健康良好的饮食习惯。

　　此道见效虽然缓慢，但却最符合你身体的需要。

　　最坏的情况就是突然大量节食，过不了多久再恢复原来的热能需求，如此反复，身体始终处于不断地适应调节当中，势必会损害健康。

维生素、蛋白质、矿物质等微量元素，需求虽少，但却不可或缺，营养如果供给不均衡，将给身体带来不可弥补的损失。

Point 08

Protein diet? You are risking the life

蛋白质减肥法，赌的就是生命

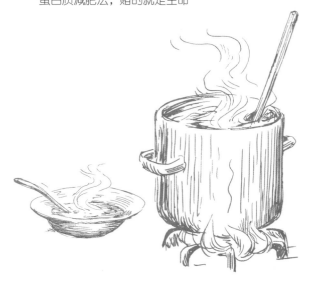

德国心理学家艾宾浩斯（H.Ebbinghaus）研究发现，在阅读之后的30分钟内，大多数人将忘记42%的内容，一天过后，就只能想起33.7%的内容了。现在，让我们将本节的重点记录下来吧！

我平时　□超级喜欢　□喜欢　□比较讨厌　□非常讨厌　吃肉，我预估我每天的蛋白质摄入量处于　□明显不足　□正常　□富富有余的状态。

蛋白质是生命的必需物质，富含蛋白质的食物有：□肉类　□蔬菜　□主食　□蛋类　□奶类　□瓜果　□酒水饮料。蛋白质由各种氨基酸组成，这些氨基酸也是合成我身体内　□细胞　□神经　□酶　□激素　□以上都有　的原材料，如果缺少了某一种必需氨基酸，我的新陈代谢就可能停止，对健康极为不利。

补充蛋白质也不是越多越好，蛋白质摄入量过多，会给我的□心脏　□肠　□胃　□肝脏　□肾脏　□脾　带来严重的负担。因此，利用大量食用蛋白质替代其他食物减肥，最多不能超过一个月。

这些页面就是一套为你量身订做的健康瘦身计划哦！在任意页面扫描二维码，花1分钟的时间提交电子问卷，不但可以100%得到专业健康顾问的细致指导，还有机会赢取定期派送的"神秘大奖"哦！

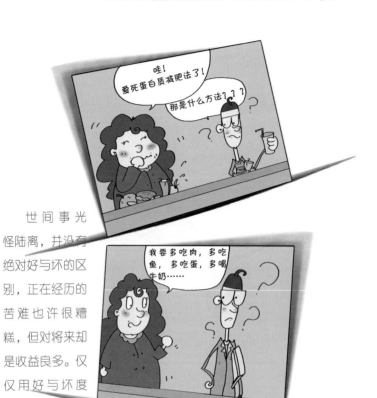

世间事光怪陆离，并没有绝对好与坏的区别，正在经历的苦难也许很糟糕，但对将来却是收益良多。仅仅用好与坏度量，既单纯，又白痴。

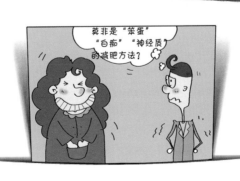

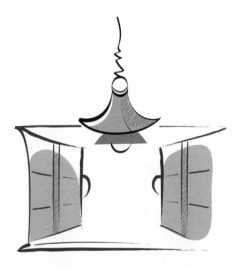

世间事光怪陆离，并没有绝对好与坏的区别，
正在经历的苦难也许很糟糕，但对将来却是收益良多。
仅仅用好与坏度量，既单纯，又白痴。

Point 08
蛋白质减肥法，赌的就是生命
Protein diet? You are risking the life

一个比较流行的减肥方法——蛋白质减肥法。

根据人体消化吸收的机理，一般情况下，蛋白质转化为脂肪的可能性极小。人体能量供给先消耗血糖，再消耗脂肪，实在没办法了，蛋白质才被动化合成糖提供能量，而这些糖在用不掉的情况下，才转化为脂肪储存起来。

根据这个原理，有人研究了特殊的蛋白质减肥法：减低日常膳食中糖的含量，就是尽量不吃米饭等主食，也不吃淀粉和糖含量高的食品，提高各种动物性和植物性蛋白摄入量，以达到瘦身的目的。

下面介绍一个具体的高蛋白食谱方案：

早餐：鸡蛋三明治

一个鸡蛋，脱脂牛奶100克，全麦面包，一片培根或者牛肉，一个西红柿或青椒。

分析：蛋、奶含有大量优质蛋白，全麦面包低糖，并且可以促进消化，牛肉脂肪含量很低，蔬菜调节口感，均衡营养。

午餐：豆腐鱼蔬菜套餐

豆腐或豆制品100克，优质鱼肉200克，米饭50~100克，时鲜蔬菜随意，虾或禽肉随意。

分析：鱼肉、虾和禽肉含有丰富的动物性优质蛋白，而豆制品和米饭的组合可以提供较为配套的植物性蛋白组合，蔬菜提供维生素与粗纤维，有助消化。

晚餐：排骨蔬菜套餐

精猪排或者牛排100克，蔬菜沙拉一份，水果若干。

分析：晚餐不可过饱，排骨精肉蛋白质含量较高，此外，花生、杏仁、瓜子等干果也富含蛋白质，水果补充维生素。

人体每天大约要损失1％的蛋白质，这些蛋白质如果得不到补充，肌肉、神经、血液等等方面的功能就会持续降低。

《欧洲临床营养期刊》的一项研究显示，在四杯蛋白质、碳水化合物和脂肪含量不同的奶昔中，如果喝了蛋白质含量较高的那杯，就不会感到饥饿。丹麦研究者将65种食物，按照12％蛋白质含量、25％蛋白质含量和无蛋白质分别配餐。一个月后，高蛋白组平均减轻体重15斤，而其他两组不到8斤。

蛋白质分解可以变成糖提供身体能量，同时消化很慢，容易让人产生饱的感觉，那我们是不是就找到了必瘦的灵丹妙药了呢？

蛋白质是生命的必需物质，人体的细胞、神经、酶、激素等都由蛋白质构成，每隔一段时间，这些蛋白质分子就会磨损或者被消耗掉，这时候就需要修复再造。

我们吃进去肉、蛋、奶、豆等食品，含有丰富的蛋白质，被消化之后，变成各种氨基酸，这些氨基酸就是修复再造人体各种蛋白的"原料"。假设人体肌肉蛋白是一串由氨基酸构成的珠子，如果蓝色的珠子被消耗掉了，那么就会自动寻找相同的蓝色氨基酸组合进来。恰好吃的食物中没有蓝色氨基酸，修复活动就会停止，直到找到合适的氨基酸才会继续。

有8种氨基酸人体不能合成或合成速度远小于机体的需要，必须由食物蛋白供给，这些氨基酸称为必需氨基酸。还有大约15种氨基酸可以由人体合成，称为非必需氨基酸。

由此我们就可以知道，我们吃了很多高蛋白食物，但这些食物如果没有赖氨酸，那么和赖氨酸有关的一切修复活动都将暂停，大脑发育、肝、胆、脂肪代谢等活动，因为缺少赖氨酸供应而终止。

这时候，有关蛋白质质量的概念就出现了。

优质蛋白能够提供正确的种类与数量的氨基酸，来制造人体所需的蛋白质。非优质蛋白要么就是氨基酸的种类单一，要么就是数量很少。

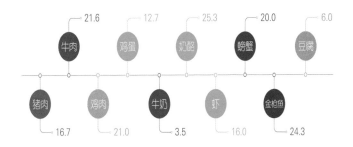

食品的蛋白质含量（克/100克）

所以蛋白质也不能胡乱补充，比如豆制品的蛋白质赖氨酸含量很高，蛋氨酸与谷氨酸含量很低，而米饭赖氨酸含量很低，谷氨酸含量很高，搭配起来，各种氨基酸就齐全了，这才是科学合理的饮食。

单纯从理论上讲，一种极端的做法是完全用蛋白质和粗纤维取代其他饮食。

原理就是，蛋白质既可以提供热量，又可以修复组织细胞，同时促进身体脂肪分解。一举三得，好像是最完美的方案了吧？

但是，大量蛋白质消化吸收以及代谢，会给肝脏和肾脏带来沉重的负担！

印度的一个医学期刊上发表了一份研究报告，研究人员为一组大鼠施以黄曲霉素后，再喂含有20%蛋白质的饮食。另一组给予相同数量的黄曲霉素，但饮食中仅含有5%的蛋白质。一段时间过后，高蛋白组每一只都得了肝癌，而低蛋白组没有一只患病。100%与0的差距是显著的。

黄曲霉素是已知高致癌几率的毒素，肝脏的解毒功能可以分解掉一部分。但高蛋白组大鼠的肝脏功能几乎被代谢蛋白质占用，无法解毒，肝癌发生率成为必然。

蛋白质的代谢对肝脏与肾脏的功能要求极高，会给肝肾带来大量额外的负担，远不如直接消耗血糖提供能量来的顺畅。

尽管蛋白质瘦身见效较快，但绝不能长期使用，最多一个月，否则就是拿生命开玩笑！

凡事过犹不及，掌握平衡尤其重要，蛋白质既不能多，也不能少。成年人每日必需蛋白质摄入量为1.2～1.6克/公斤体重/天，其中优质蛋白质提供应达到蛋白质总量的50%以上。

Point 09

Natural Colon cleanser thick fiber

纯天然肠道清洁工 "粗纤维"

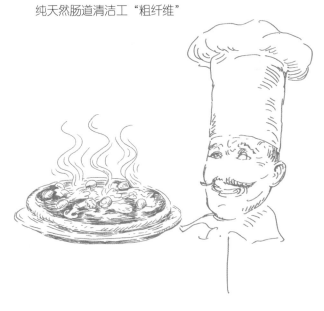

德国心理学家艾宾浩斯（H.Ebbinghaus）研究发现，在阅读之后的30分钟内，大多数人将忘记42%的内容，一天过后，就只能想起33.7%的内容了。现在，让我们将本节的重点记录下来吧！

人体的脂肪细胞分为两种：一种是"皮下脂肪"，而另一种是"深层脂肪"。"皮下脂肪"分布人体全身，"深层脂肪"主要分布在 □腹部 □腰部 □脏器 □血管壁 □臀部 □下巴 □上臂 □胸部 □背部 等部位，消耗异常缓慢，是较为难减的脂肪。

我以前 □一知半解 □完全了解 □说不清楚 关于膳食纤维的基本常识，我每天的膳食纤维摄入量处于 □明显不足 □正常 □富富有余 的状态。

腹部肥胖大多与膳食纤维摄入量不足有关。我的小肚子处于 □平坦 □脂肪较多 □已经很突出 □渐渐变大 的情况中，多吃富含膳食纤维的食物对我的肠道健康尤为关键。这些食物包括 □肉类 □大部分青菜 □红薯 □鸡蛋 □水果 □谷物 □面粉 □稻米 等，它们可以像肠道清洁工一样清理我的肠胃。

这些页面就是一套为你量身订做的健康瘦身计划哦！在任意页面扫描二维码，花1分钟的时间提交电子问卷，不但可以100%得到专业健康顾问的细致指导，还有机会赢取定期派送的"神秘大奖"哦！

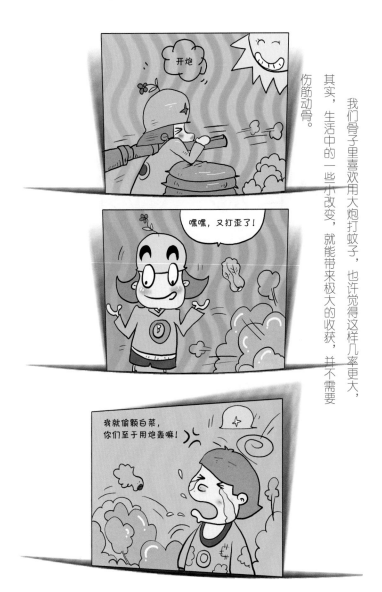

其实，生活中的一些小改变，就能带来极大的收获，并不需要伤筋动骨。

我们骨子里喜欢用大炮打蚊子，也许觉得这样几率更大，

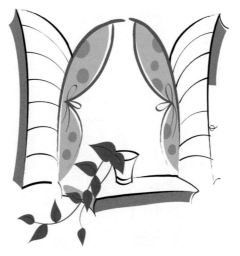

我们骨子里喜欢用大炮打蚊子，也许觉得这样几率更大，

其实，生活中的一些小改变，就能带来极大的收获，

并不需要伤筋动骨。

Point 09
纯天然肠道清洁工"粗纤维"
Natural Colon cleanser thick fiber

您好：

我叫邢美文，28岁，在深圳工作。自从我结婚以后，体重就直线上升，已经胖了差不多30斤了，尤其是腹部，肚子特别大。现在我160公分的身高，体重接近140斤，我该怎么办呢？

我在一家外贸公司工作，经常和来自全国各地的经销商有一些商务活动，吃吃喝喝在所难免。我也想控制饮食，增加体育锻炼，但在生活环境中实在难以做到。我咨询过很多瘦身顾问，大多建议我服用一些清洁肠胃的保健品，钱花了不少，但一直没有什么效果。

身体别的地方还算匀称，就是腹部，赘肉很多，坐着的时候，用手一摸，肚皮上肥肉积累了两道深深的褶痕。束腰修身的衣服从来不敢穿，只好一年四季牛仔裤，把腰带勒紧一点也许还好看些。

为什么我的腹部脂肪那么多啊？我特别急切地想知道，针对局部肥胖有什么减肥方案，这是由于什么原因造成的？怎么才能塑型平坦健康的小腹呢？

急切盼望各位老师给予回复，万分感谢！

邢美文

2010年9月15日

在我们专家组几年来接触的瘦身案例中，对腰腹部的塑型占有至少40%的比例。

人体的脂肪细胞分为两种：一种是"皮下脂肪"，而另一种是"深层脂肪"。"皮下脂肪"分布人体全身，"深层脂肪"主要分布在腹部、腰部、臀部、臂部、大腿、小腿、下巴等部位，消耗异常缓慢，是较为难减的脂肪。

腹部脂肪距离心脏较近，很容易以脂肪微粒的形式渗透入血液，在血液循环系统中东闯西撞，堵塞心血管，是名副其实的"心腹之患"。

我们的数据表明，白领女性由于平常工作的关系，久坐不动。这个群体中接近98%的人会觉得肚子胀，肠气不通，且80%以上的人有便秘的现象。

要减掉腹部脂肪，还得从"肠"说起。

我们的消化系统的主力是小肠，食物在小肠内停留的时间最久。

小肠像一根长长的橡胶管，大约有4~6米那么长。这根管子内壁沟壑纵横，里面遍布绒毛，每一根绒毛就是一个小吸管，吸取食物中的各种营养成分进入血液。

问题就在这里啦！

在平滑的表面上，尘埃不容易积累，在粗糙的表面上，污渍就利于附着积淀。小肠在消化食物的同时，一些残渣也就顽固地附着在内壁上。为了清理这些污垢，小肠使劲蠕动，要把它们抖落进大肠排出身体，但总会有一些残渣坚强地留了下来。

食物在小肠的停留时间为8~12小时，所以有两顿饭的食物同时通过小肠。如果内壁积累的垃圾很多，肠道蠕动能力就会下降，肠内食物就会被"过度吸收"，本来吸收8小时，事实却吸收了16小时，摄取营养比原来多了一倍，肥胖就发生了！

那该怎么办呢？

假设能有一种食物，穿肠而过却不易被人体吸收，并且像刷子一样清洁肠内壁积累的污垢，问题就解决了！

没错，这个让人喜欢的家伙叫膳食纤维，通常也称粗纤维。

膳食纤维是不易被消化的食物营养素，主要来自于植物的细胞壁。

膳食纤维在保持消化系统健康上扮演着重要的角色，可以清洁消化壁，增强消化功能，同时可稀释和加速食物中的致癌物质和有毒物质的移除，保护脆弱的消化道和预防结肠癌。膳食纤维还可以快速排泄胆固醇，让血液中的血糖和胆固醇控制在最理想的水平。

撕开芹菜，会看到细小的丝状纤维素，这就是天然肠道清洁工——膳食纤维。

以前，膳食纤维被认为是毫无用处的糟粕，不能被吸收还要费劲吃它干嘛？随着现代营养学的完善，膳食纤维对改善人体消化系统功能的作用越来越重要。人们发现，由于粗纤维不易被消化分解，整根进入肠道，像牙签一样旋转着剔除肠壁内附着的油脂、残渣，以及各种乱七八糟的混合物。

在我们长期研究的案例中，给腹部肥胖患者增加膳食纤维摄入，或者服用具有清洁肠道功能的保健品，短时间内即可取得显著的效果，部分案例一个月内减轻体重20斤以上！

很多食物都含有膳食纤维，我们主要推荐几种：

◎谷物类推荐玉米和燕麦。

◎绿叶蔬菜大多含有，含量比较高的依次为：蒜苗、金针菜、茭白、苦瓜、韭菜、冬笋、菠菜、芹菜、丝瓜、藕、莴笋等。

◎瓜果类中纤维素含量较高的依次为枣、柿子、葡萄、鸭梨、苹果、香蕉等。

◎薯类食品包括山芋、芋头、山药，其所含膳食纤维较米谷更多，而且还富含胡萝卜素、维生素等，有益健康。

膳食纤维还分为水溶性纤维和非水溶性纤维，二者对人体都有不同的好处。瘦身食谱多吃青菜是有很大好处的，不但补充维生素，还能提供大量必要的膳食纤维。

中国营养学会推荐，以我国国民体质估算，每日膳食纤维摄入量为25~35克，也就是说，最少每天你要保证吃一只玉米，或者其他富含膳食纤维的食物，并且经常更换食物种类。

Point 10

Lovely fruit and vegetable
有爱的水果和蔬菜

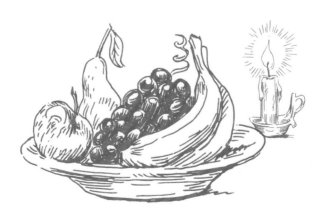

德国心理学家艾宾浩斯（H.Ebbinghaus）研究发现，在阅读之后的30分钟内，大多数人将忘记42%的内容，一天过后，就只能想起33.7%的内容了。现在，让我们将本节的重点记录下来吧！

绝大多数肥胖由于体内代谢失衡所导致，而维生素是我身体代谢的关键物质。并且，大多数维生素在我的身体内并不能主动合成，必须通过食物获得，它们包括：□维生素 A　□维生素 B 族　□维生素 C　□维生素 D　□维生素 E　□维生素 K　□以上都有。

维生素 A 对我的　□眼睛　□肌肉　□肠道　有益，B 族维生素和维生素 C 可以帮助我燃烧脂肪，存在于　□主食　□肉类　□水果　□蔬菜　中，维生素 D 可以促进　□钙　□铁　□锌　□镁　的吸收，维生素 E 可以增强我的　□运动功能　□消化功能　□生育功能　□免疫功能，广泛存在于蛋黄和牛奶中，维生素 K 可以在我的肠道中通过一种细菌制造得到，可以促进　□肠道蠕动　□骨骼生长　□血液循环。因此，我要广泛地摄取食物，不能挑食，以获得更多的维生素。

这些页面就是一套为你量身订做的健康瘦身计划哦！在任意页面扫描二维码，花1分钟的时间提交电子问卷，不但可以100%得到专业健康顾问的细致指导，还有机会赢取定期派送的"神秘大奖"哦！

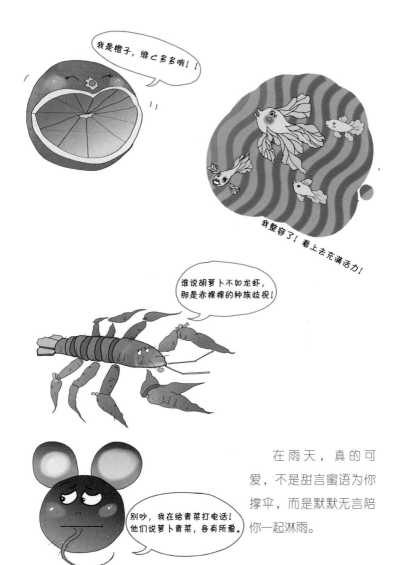

在雨天，真的可爱，不是甜言蜜语为你撑伞，而是默默无言陪你一起淋雨。

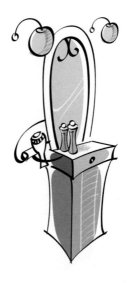

在雨天，真的可爱，不是甜言蜜语为你撑伞，

而是默默无言陪你一起淋雨。

Point 10
有爱的水果和蔬菜
Lovely fruit and vegetable

（一）

半年以来，我一直在减肥。

我几乎不吃肉，仅偶尔吃一点点优质肉类，包括鱼肉、牛排，或者精致的鸡肉。我每天的运动量大约维持在快步走路40分钟，或者健身运动20分钟，让身体微微出汗即止。饭量也不大，只有中餐吃一小碗米饭，早餐和晚餐几乎不吃主食。

我唯一的菜就是白水煮青菜，放很少的油和盐。就这样我坚持了半年，后来看到水煮青菜都想呕吐，为什么我的体重一直没有明显下降？

不要和我说科学饮食增加运动量，该摄入的营养我相信一样都不少，但体重就是下不来，我就弄不清楚，我的脂肪怎么就不能燃烧？

（二）

看到你们的建议，我甚至严重怀疑这个方案的可行性。

你们建议我增加一些油脂、肉食和水果，我天天吃青菜都瘦不了，难道肉和油能帮我瘦身？你们说我缺乏维生素，我极不同意啊，我每天大量吃青菜、水果，怎么还会缺？

（三）

感谢专家给我指导，让我奇迹般减少了20斤体重！

我一直以为吃进去什么，就会得到什么，吃肉就长肉，吃油就长脂肪，吃青菜和水果就能得到维生素，但事实却和我想的大不一样。两个月以来，我按照您给的建议搭配食谱，开始效果并不明显，但后期体重直线下降，再次感谢专家给予的解答和方案，并想咨询下以后我该注意什么，才能保持现有的水平？

这是发生在我们身边的一个真实案例。

我们一直在强调，摄入量与消耗量是减肥瘦身的两个关键——摄入量少，消耗量大，则身体会逐渐消瘦下去，反之则必然肥胖。

如此一来，减肥岂不是变得简单？只要控制好热量的摄入同时加大消耗不就行了吗？事实往往并非如此。

我们经过沟通与测试，了解到这位朋友尽管吃的很少，运动量也正常，但体重只是缓慢降低，163公分的身高，体重65公斤左右，以大约每个月1公斤的速度减少，这种数据是不太正常的。

我们初步判断是由于维生素缺乏导致，为什么这么说呢？

绝大多数肥胖是由于体内代谢失衡所导致，比例占到95％左右，我们称之为"单纯性肥胖"，而维生素正是调节代谢平衡的关键因素。比如B族维生素，是推动体内新陈代谢将糖、脂肪、蛋白质等转化为热量时必不可少的物质。

B族维生素是脂肪分解的催化剂。假设体内脂肪是木柴，B族维生素就相当于火，如果没有火，木柴就燃烧不起来，或者燃烧得极少。它还起到对肝脏的维护作用，长期缺乏，肝功能会受损，也将影响到脂肪代谢。

也就是说，假设你体内缺少B族维生素，尽管摄入热量供应不足，脂肪还是安静地待在那里，不多不少。此外，肝肾等内脏功能也是燃烧脂肪的火苗，如果这部分组织功能弱化，也会影响到脂肪的代谢分解。

美国洛杉矶的研究人员在《临床内分泌学与新陈代谢杂志》上报告说，他们对90名生活在加利福尼亚州南部的妇女进行了调查。

结果发现，排除其他因素后，在同一年龄段的妇女中，缺乏维生素D的人体重往往要超过维生素D水平正常的人，前者的体重比后者的体重平均多7.4公斤。研究还发现，凡是缺乏维生素D的妇女，她们的BMI指数平均要比维生素D水平正常的妇女高3.4。

由此可见，维生素D也在影响着体重。

参与研究的妇科专家维森特·希尔桑斯说，新的研究成果进一步证实了肥胖症与维生素D缺乏症有一定的关系。此前有研究也发现，维生素D的存在，人才会有饱的感觉，从而停止进食。当维生素D缺乏时，人的胃口会越来越大，故而容易引起肥胖。

各种维生素大量存在于蔬菜和水果当中，这也是进食蔬菜与水果能降低体重的原因。

那么为什么案例中的这位朋友天天吃水煮青菜和水果，依然缺乏维生素呢？

维生素为双键结构，极易与氧结合而分解。如果蔬菜煮的时间过久，本身所含的维生素族群就会遭到破坏，从而造成"吃了也是白吃"的现象。

　　维生素还分为水溶性维生素与脂溶性维生素，脂溶性维生素比如维生素A、D、E、K，如果不溶解于油脂内，是不起作用的，这也是我们反复研究，建议她增加肉类与油脂的摄入的原因。

　　维生素D是很奇怪的，它可以由人体合成，但必须要经常晒太阳。这样看来，你应该像植物一样，不要惧怕阳光热烈，每天晒晒太阳可以起到与喝西北风相同的瘦身作用。但大多数维生素不能自由合成，必须从外界食物获得。

　　维生素C超过40摄氏度就会分解，水果生吃能补充维生素C，用高温煮成果酱，基本上就没有维生素C存在了。因此我们才建议她要生吃一些水果和蔬菜，不要煮烂。维生素C有助于脂肪燃烧，维生素C摄入充足的人，运动时燃烧的脂肪比摄入不足的人多30%。

　　所以我们强调，肥胖的原因是综合且复杂的，减肥的方法也应该因人而异，只有找到原因，才能找到解决问题的方法。

　　无论是食物，还是减肥药，盲目且冲动地服用，有害无益。

Point **11**

Use fat to burn the fat
用油脂燃烧脂肪的绝招

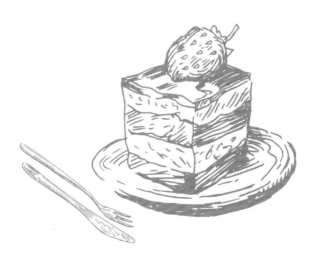

德国心理学家艾宾浩斯（H.Ebbinghaus）研究发现，在阅读之后的30分钟内，大多数人将忘记42%的内容，一天过后，就只能想起33.7%的内容了。现在，让我们将本节的重点记录下来吧！

我以前 □听说过 □完全不知道 □知道一些 关于不饱和脂肪酸的知识，不饱和脂肪酸可以清洁我血液中的脂肪微粒，改善我的血液质量。

大部分人群饱和脂肪酸并不缺乏，我现在食用的油脂主要是：□花生油 □葵花籽油 □大豆油 □橄榄油 □芝麻油。这些油脂中不饱和脂肪酸含量 □很少 □较少 □较多 □很多。

在下列油脂中，不饱和脂肪酸含量最高的是 □粟米油 □猪油 □橄榄油 □牛油 □花生油 □菜籽油。我要尝试着增加富含不饱和脂肪酸的油脂。所以我不必对油脂噤若寒蝉，减肥也不一定远离各类油脂。

这些页面就是一套为你量身订做的健康瘦身计划哦！在任意页面扫描二维码，花1分钟的时间提交电子问卷，不但可以100%得到专业健康顾问的细致指导，还有机会赢取定期派送的"神秘大奖"哦！

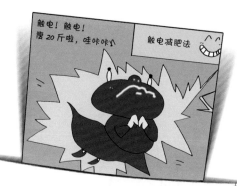

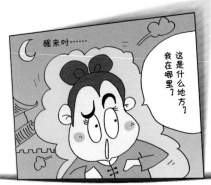

世界上确实存在许多不可思议的秘密，秘密是个很怪异的东西，传播秘密的人都会觉得很开心，而身在秘密中的人大多觉得很悲哀。

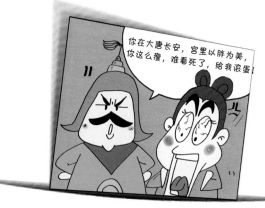

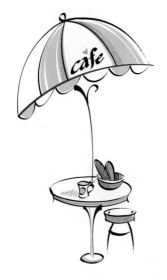

世界上确实存在许多不可思议的秘密，
秘密是个很怪异的东西，
传播秘密的人都会觉得很开心，
而身在秘密中的人大多觉得很悲哀。

Point 11
用油脂燃烧脂肪的绝招
Use fat to burn the fat

在某一个地域，如果每10万人中，有7个健康的百岁老人，就可以称得上"世界长寿之乡"。在广西巴马瑶族自治县，80岁至90岁的老人2800位，90岁至100岁的老人395位，100岁以上的74位，是闻名世界的长寿之乡。

住在巴马县的居民，患心血管疾病的几率只有不到3%，也没有肥胖患者，甚至一例癌症病例都未曾发现，这在世界上都是一个奇迹。

饮食方面，巴马人终身吃大米粥和玉米粥，或者二者混合的粥。玉米是很优秀的肠道清洁食物，对肠道健康的帮助作用极大，因此巴马人肠道疾病的患病率几乎为零。

同时，他们还大量食用火麻油，这是一种味道清香的食用油。火麻油富含油酸、不饱和脂肪酸、亚麻酸等多种营养成分，有效降低血压和胆固醇，防止动脉硬化和冠心病。

"火麻油是一种极其奇特的油脂，据我所知，它与南美洲亚马逊流域的印加果都是世界上不饱和脂肪酸含量极高的油脂，也是世界上唯一能溶于水的植物油，"一位来自瑞典的研究者评价，"所巴马县的女孩子身材苗条，容貌娇美，和这种特殊的油脂有很大的关系。"

油脂并不如你想象中的那么可怕。

我们已经简单介绍过油脂在体内的代谢途径，转换成甘油和脂肪酸进入人体血液循环。如果一个人常年不吃油，就会面色干燥，容易疲劳，甚至内脏器官受损，因为有些内脏功能是通过脂肪酸才能实现的。

同时，过量摄入油脂，又极易造成体内脂肪沉淀，导致胖起来。类似的矛盾始终存在于瘦身健康领域，多吃了有害，少吃了也有害，那么到底该怎么吃呢？

广西巴马瑶族自治县给了健康领域的研究者很大的启发，油脂也分优劣，火麻油能成就世界闻名的长寿村，换成地沟油，就得变成癌症村。生长于巴马县的女孩子，皮肤油润光泽，头发黑且弹性好，身材姣好，体脂百分比维持在20%~25%的范围内，且必需脂肪的比例很高，储存脂肪的比例很低。

巴马火麻油世界闻名，但却极其稀少，市面上根本买不到，那"瘦身型"油脂用什么可以代替呢？

澳大利亚纽斯卡尔大学的最新研究发现，增加膳食中不饱和脂肪酸含量可以降低肥胖的发生率。

研究人员招募了124名志愿者，根据身体肥胖指数（BMI）划分为正常体重（21人）、超重（40人）和肥胖（63人）。经过跟踪调研，研究人员发现增加不饱和脂肪酸的摄入与更健康的BMI、更小的腰围和臀围有联系。

不饱和脂肪酸可以增加能量的燃烧，还可以使超重和肥胖的人进餐时感到饱胀，这可能与改变饥饿荷尔蒙分泌有关。

纽斯卡尔大学教授、澳大利亚营养协会主席Monohar Garg表示，这次研究表明不饱和脂肪酸对体重控制和腹部多脂症具有控制功能。

巴马火麻油高达92％的纯天然不饱和脂肪酸含量，就是促进脂肪代谢的秘密！

一般来讲，植物性油脂的不饱和脂肪酸含量较高，室温下呈液态；而动物性油脂含量则较低，多是饱和脂肪酸，室温下呈固态。鱼类含不饱和脂肪酸较高，这也是深海鱼油受到瘦身领域追捧的原因。

人体脂肪组织会不断以脂肪微粒的形式渗透到血液中，这些物质或微粒如果沉积在血管壁内，就会造成搅动堵塞，心脑血管病大多由此发生。

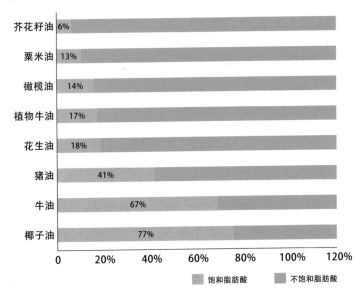

不饱和脂肪酸类似于血管清洁工，通过化学机制带走捣乱的脂肪微粒。于是，体内脂肪层缓慢地、逐渐地变薄，达到瘦身的功

效。

中国人的油脂摄入情况总体并不乐观，近几年才逐渐有所改善。但是，尽管如此，不饱和脂肪酸的摄入量也并不充分。

姑娘们，减肥千万不可对油脂噤若寒蝉，你们只需要增加不饱和脂肪酸的含量，适当用橄榄油凉拌蔬菜，是地道的健康减肥食品。

有某个系列的不饱和脂肪酸很容易被氧化，如果烹调的时候油温过高，就会"腐败"掉，变成有害的反式脂肪酸，这就是尽量不吃油炸食品的原因之一。嘴馋的时候，想想地沟油，估计就不会继续保持胃口了。

同时，我们建议一些标识有"人造黄油"、"人造奶油"、"植物脂肪"，尤其是"氢化某某脂肪"的食品，这些稀奇古怪的东西，尽量不要食用。一些酥松香软的糕点，尽管看上去精美可爱，还是远离为妙。

由于饱和脂肪酸很广泛地存在，所以不必花太多精力追求饱和与不饱和二者的比例，也就是多注意摄取不饱和脂肪酸，就能达到健康瘦身的效果。

另外，维生素E也是血管的清道夫，并且可以防止不饱和脂肪酸被氧化，因此每日也要注意维生素E的摄入量。为此你要多吃些干果、柑橘、绿叶蔬菜、糙米、谷类。

在减肥瘦身领域，大家投入太多的热情关注清肠道、排毒等产品，尽管这是很重要的一个方向，但清理血管也是，甚至比清洁肠道更为重要。

这就是用油脂燃烧脂肪的秘密。

Point 12

Eight cups of water slimming method

八杯水瘦身术

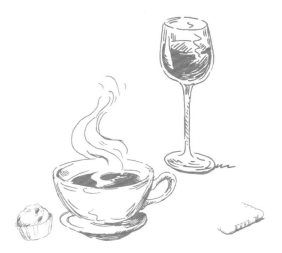

　　德国心理学家艾宾浩斯（H.Ebbinghaus）研究发现，在阅读之后的30分钟内，大多数人将忘记42%的内容，一天过后，就只能想起33.7%的内容了。现在，让我们将本节的重点记录下来吧！

　　通常情况下，我喝水的频率是 □渴了才喝 □即使不渴也喝 □不停地喝 □就喜欢喝饮料 □什么时候喝看我心情 □我喝水喜欢大口喝下觉得很爽 □一口一口地喝 □时快时慢地喝 □并没有固定的习惯。

　　我平时喜欢喝 □白开水 □茶水 □碳酸饮料 □啤酒 □奶类 □咖啡 □其他饮品，我平均每天喝白开水的量为 □500 毫升以下 □500 ~ 1000 毫升 □1000 ~ 1500 毫升 □1500 ~ 2000 毫升 □2000 毫升以上。对比本节给出的数据，我的饮水量处于 □严重不足 □有些不足 □比较正常 □有些过量 □严重过量 的情况。

　　水对我的身体健康情况至关重要，对减肥来讲，水能起到 □抑制食欲 □促进消化 □促进新陈代谢 □加速脂肪分解 等作用，因此我要注意养成健康的饮水习惯。

　　这些页面就是一套为你量身订做的健康瘦身计划哦！在任意页面扫描二维码，花1分钟的时间提交电子问卷，不但可以100%得到专业健康顾问的细致指导，还有机会赢取定期派送的"神秘大奖"哦！

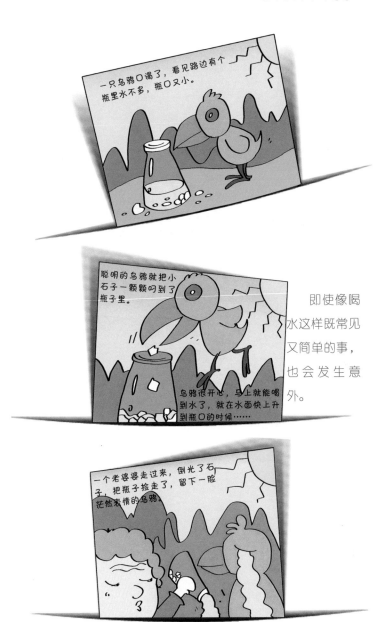

一只乌鸦口渴了，看见路边有个瓶。瓶里水不多，瓶口又小。

聪明的乌鸦就把小石子一颗颗叼到了瓶子里。

乌鸦很开心，马上就能喝到水了，就在水面快上升到瓶口的时候……

即使像喝水这样既常见又简单的事，也会发生意外。

一个老婆婆走过来，倒光了石子，把瓶子捡走了，留下一脸茫然表情的乌鸦。

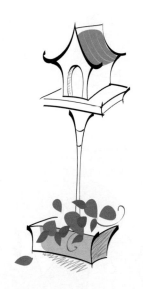

即使像喝水这样既常见又简单的事，也会发生意外。

Point 12
八杯水瘦身术
Eight cups of water slimming method

很多女孩子把减肥瘦身当成一件痛苦的事，一边要节食，看着喜欢的食物流口水却拼命劝自己"非礼勿动"，一边要运动，从此告别赖床这么惬意的习惯，一边还要硬着头皮试验各种稀奇古怪的"瘦身秘方"。

事实上，科学健康的减肥瘦身方式并没有那么恐怖。

公众的意识长期被广告绑架，以至于认为如果一个月减重不到10斤，就是没有效果的。同时一些瘦身保健供应商毫无节制地吹牛："一周包瘦20斤，无效退款！"于是，在我们的头脑里形成了非常态的观念——瘦身计划如同治疗感冒，吃药必见奇效。

但是，在健康、营养领域学者的研究中，如果不是极特殊情况，快速减少体重一定伴随着各种各样的负面影响。

瘦身计划绝不能像开刀动手术那样，一刀下去脂肪与体重就永远分离，而是十年树木的慢性工程，先养成有利于维护健康体重的饮食生活习惯，体重才会自然而然地调节到健康的状态。

水，就是这项工程当中最重要的影响因素之一。

◎身体 60%~70% 由水组成，是一切身体机能实现的环境基础。

◎水有助于食物的消化吸收，摄入水分不足，就不能充分利用食物中的营养素。

◎水有助于废物从肾脏和肠道排出，摄入水分不足，将导致内脏器官尤其是肾脏病变。

◎水可以调节体温，摄入水分不足，就不能补偿从皮肤蒸发的水分，体温变低，皮肤干燥。

◎血液 92% 由水组成，它是身体的运输系统，摄入水分不足，营养素寸步难行。

◎身体的分泌物和消化液几乎全是水分，必须更新流动起来，否则就会"腐败"。

如果有人问："多数人的减肥瘦身计划中，什么是最困难的呢？"

我们不得不回答："她们没有足量的水！"

事实也是如此，几乎没有人从一开始就意识到水在维持健康方面如此重要，我们离开了水，甚至无法生存，就更无法调节新陈代谢的机制了！

长期以来，我们习惯了一个错误的习惯——口渴才喝水，饥饿才进餐。古代养生学家葛洪在《抱朴子》中说："不欲极饥而食，食不过饱；不欲极渴而饮，饮不过多。"意思是感觉到饥饿的时候再吃饭，已经迟了，并且吃饭不要吃的太饱；感觉到口渴的时候再喝水，也已经迟了，并且喝水不要喝的太多。

这个观念是完全被现代健康营养学证明的。现在我们来讲一下8杯水瘦身术：

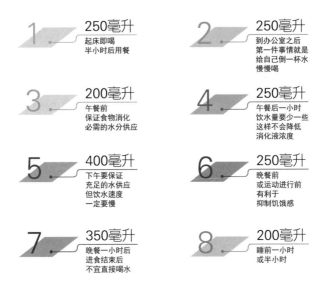

1. 250毫升
起床即喝
半小时后用餐

2. 250毫升
到办公室之后
第一件事情就是
给自己倒一杯水
慢慢喝

3. 200毫升
午餐前
保证食物消化
必需的水分供应

4. 250毫升
午餐后一小时
饮水量要少一些
这样不会降低
消化液浓度

5. 400毫升
下午要保证
充足的水供应
但饮水速度
一定要慢

6. 250毫升
晚餐前
或运动进行前
有利于
抑制饥饿感

7. 350毫升
晚餐一小时后
进食结束后
不宜直接喝水

8. 200毫升
睡前一小时
或半小时

水是一种天然的食欲抑制剂——不要低估这句话的意思——缺水会导致你过量饮食。事实上，大脑不能完全区分饥饿和口渴。所以当你感觉饿的时候，很有可能是因为你渴了！赶快试试吧，除了减轻体重之外，你不会有什么损失。

怎样才能知道你一天是否摄入足量的水分呢？答案并不难——平均每人每天需要大约8杯水，也就是最低2200毫升。

每天应该怎样喝8杯水呢？喝水要循序渐进，"咕咚咕咚"喝得太快或者一次喝得太多，水会仅仅通过你的身体，几乎没有好处。

要像品茶一样品水，养成习惯，每次喝一小口，不停地喝，最好在你办公桌的杯子里，水既不能满，也不能干。

对此，我们深信不疑。

当我们适应规则地开始喝水的时候，受益颇多。短时间内就会发现皮肤很明显变好了，身体也不那么容易变累。很多人发现他们的精力更加充沛，当然饥饿感也少了。同时，上厕所的频率加快，身体的各种"毒素"被排出体外。

有很多人其实已经"缺水"很久了，以至于大脑和身体被迫接受干旱的环境，并不能引起口渴的正常反应。

还有一些人，喜欢大口喝水，这种解渴的方式觉得很爽。急速喝水造成的后果，由于渗透作用，血管里的血液会被水稀释，导致血液所含的氧及营养物质浓度下降。为满足机体的能量供应，心脏必须加大工作强度，致使心脏负荷增加。长期如此，对健康危害极大。

利用每天8杯水瘦身，我们建议尽量喝白开水，而不是各种含糖的饮料。

电解水、磁化水、频谱水、能量水，这些神乎其神的功能水，效果并不如广告宣传中的那么可靠。相比之下，咖啡这种饮料更能提供丰富的维生素，并且有利于身体内水的循环。但是，由于咖啡的利尿作用，必须注意补充额外的水分，也就是一杯咖啡至少要搭配两杯清水共同饮用。

餐前空腹喝水，水在胃内只停留2至3分钟便进入小肠并被吸收进血液，约一小时便可补充到全身组织细胞，此时正是食物消化需要水分的时机。

每天8杯水，其实就是这么简单！

Point **13**

Weight management consultant or doctor
你不需要瘦身顾问，而是医生

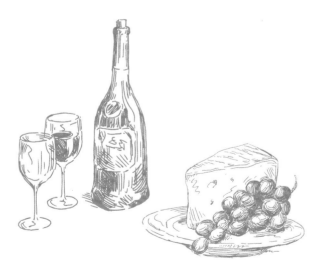

德国心理学家艾宾浩斯（H.Ebbinghaus）研究发现，在阅读之后的30分钟内，大多数人将忘记42%的内容，一天过后，就只能想起33.7%的内容了。现在，让我们将本节的重点记录下来吧！

肥胖大约可以分为两种：□单纯性肥胖与继发性肥胖 □原发性肥胖与继发性肥胖 □体制性肥胖与内分泌性肥胖 □营养性肥胖与体制性肥胖。我看到有些人减肥总是不见成效，那是由于本身处于亚健康的状态中，先调节代谢机制到正常状态，才能见效。

甲状腺功能可以影响我的基础代谢，相对比之下，摄取同样多的食物，由于甲状腺功能的强弱，身体得到的热量会有很大差异。因此我要适当增加碘的摄入，含碘的食物有 □花生 □芝麻酱 □海带 □鱿鱼 □火腿 □紫菜。

各种激素也能影响体重，含有雌性激素的药物会 □增加 □保持 □减少 我的体重，另外，情绪会间接影响到我体内激素的合成，所以我要学会控制情绪，避免大悲大喜。

这些页面就是一套为你量身订做的健康瘦身计划哦！在任意页面扫描二维码，花1分钟的时间提交电子问卷，不但可以100%得到专业健康顾问的细致指导，还有机会赢取定期派送的"神秘大奖"哦！

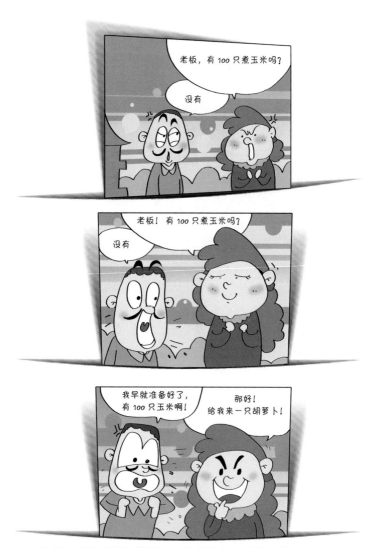

　　你想它应该是那个样子，而它却偏偏不是那个样子，世间的烦恼大多由此而生。

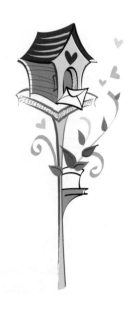

你想它应该是那个样子，而它却偏偏不是那个样子，
世间的烦恼大多由此而生。

Point 13
你不需要瘦身顾问，而是医生
Weight management consultant or doctor?

在我们接触的瘦身案例中，大约有5%的比例，是无论如何也瘦不下来的。

我们发现，对于这部分"顽固"的肥胖患者，有一个共同的特点就是，试过很多种方法依然保持原来的体重，甚至有部分病例体重持续增长。

所有的原理和药物好像同时"失效"了。

我们监控热量摄入状况，但体内脂肪好像失去了代谢的途径，营养配餐也毫无效果。我们称这种现象为——病理性肥胖。

我们先后建议一部分患者去医院进行全面的体检，包括心肺功能以及肝肾、肠道等较为复杂的检查。无一例外，她们都相继发现了自己身体的"亚健康状态"。

尽管人体是一部精密的系统，但基本原理却不可能违背。

科学合理的膳食结构，辅助适当的有氧运动，坚持一年以上，还是没有效果，那就说明肯定存在其他内分泌紊乱综合征，是这些"疾病"让身体走入歧途。

当影响体重的亚健康状态没有消失之前，最重要的事情不是如何减肥，而是接受治疗。不得不遗憾地告诉大家，有些病症治愈的几率极低，也就是说，有一部分人只能尽可能控制体重，而永远达不到正常的BMI标准。

存在较低比例的人群，没有原因地发胖。

大约20年前，科学还无法解释这是什么原因。后来我们归结于基因遗传或者突变，曾经设想有一种"胖素"DNA组合，影响身体的激素、内分泌和新陈代谢。但后来很快就发现，这种影响比预料中的复杂，有些人吃的并不多，但就是比其他人胖，"喝白开水都胖"。

一份同样的瘦身方案，用在这个人身上立竿见影，用在另外一个人身上，如同泥牛入海，丝毫不起作用。

随着现代营养学的健全，一些影响体重的病理原因被逐一找到。对于这部分群体，不要换着花样尝试各种瘦身计划了，去看医生才是当务之急。

◎多囊卵巢综合症

卵泡的发育、成熟和排卵都在卵巢中进行，而卵巢的作用受内分泌系统分泌的各种激素控制，一旦内分泌发生紊乱，卵巢内卵泡的正常发育就受到抑制，无法选出一个发育成熟的优势卵泡。

而不能正常发育的卵泡残留在卵巢内，直接影响到女性的月经、生育，而且身体随之发生各种变化，这在医学上称为"多囊卵巢综合征"。"多囊"指的是卵巢里多了几个没有正常发育的卵泡。

60%以上的多囊卵巢综合症病人超重或肥胖，即使减肥有效，也会很快反弹。

基本症状为月经不调，体毛较浓，并且由于雌性激素分泌紊乱，越来越男性化。这包括喉结突出，甚至有稀疏的"胡子"，声音也变得粗重，肌肉逐渐结实。

患者饮食宜清淡，以优质蛋白质为主，注意膳食纤维的补充。避免辛辣刺激的饮食，甜食、绿豆、螃蟹、柿子最好也不要吃。

◎甲状腺机能减退症

甲状腺功能影响基础代谢率。

甲状腺功能亢进患者的基础代谢率可增高35%左右，而功能低下患者的基础代谢率可降低15%左右。

甲状腺激素加速糖和脂肪代谢，通过促进糖、脂肪及蛋白质的分解氧化过程，从而增加机体的耗氧量和产热量。因为甲状腺功能的强弱，对于同等身高和体重的人，二者的能量消耗情况可能截然不同，有时候甚至差距很大。

任何年龄都可能甲状腺功能减退。这就提供了某一种合理的解释，为什么有的人干吃不胖，而有的人仅仅是喝水都会增加体重。

如果发现无论用什么方法体重也减不下来，就算减下来也很容易反弹，且平常吃得很少但还是胖，最好检查一下甲状腺功能。畏寒、怕冷、乏力、便秘、懒动、动作缓慢、面部及眼眶周围浮肿、声音嘶哑、毛发稀疏及皮肤干燥、粗糙、鳞状剥落和增厚，食欲减退但体重缓慢增加等症状，都可能是由于甲状腺功能减退造成的。

缺碘就会引起甲状腺机能减退，日常膳食应该吃一些海带、紫菜加碘。炒菜时要注意，碘盐不宜放入沸油中，以免碘挥发而降低碘浓度。还要限用高脂肪类食品，以及花生、核桃仁、杏仁、芝麻酱、火腿、五花肉、甘乳酪等。

◎药物导致的肥胖

还有某些个例，在一段很短的时间内迅速胖起来，再也回不去原来的体重。含有雌性激素的药物会使你发胖，这些激素能刺激食欲，并且促使脂肪沉淀下来。有时候为了调节身体的某些症状，医生会指导服用一些含有雌性激素的药物，那么这段时间很容易体重骤增。

不过，这倒是不必过分担心，一个健康的身体，会不由自主地微妙调整雌性激素的分泌，只要饮食和精神状态保持恒定，体重会逐渐恢复，大悲大喜会影响你的身材。

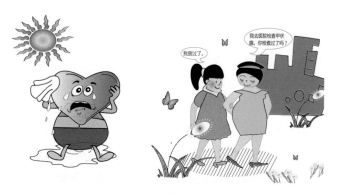

"肾上腺皮质增生"会出现肥胖及血压升高。面部、颈部、胸部及腹部肥胖为主，面呈满月状，但四肢却没有显著肥胖。还有很多药物和病理引起的肥胖，无法一一列举。

总之，如果你保持一年以上正常的饮食和运动，体重依然不合标准或者呈上升趋势，那么千万不要盲目服用各种减肥保健品，你最需要的不是瘦身顾问，而是医生。

Point **14**

Weekly healthy diets
一周健康瘦身饮食谱

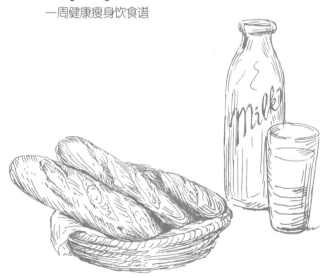

德国心理学家艾宾浩斯（H.Ebbinghaus）研究发现，在阅读之后的30分钟内，大多数人将忘记42%的内容，一天过后，就只能想起33.7%的内容了。现在，让我们将本节的重点记录下来吧！

我认为对健康瘦身影响最大的因素是 □合理饮食 □大量锻炼 □服用药物 □平稳的心态 □持之以恒的毅力 □以上都是。

单就饮食而言，平时日常三餐的食量比例大约是 □2：5：3 □3：5：2 □3：4：3 □3：3：4。我自己的饮食习惯处于 □极不正常 □较为正常 □大体合格 □十分规律 的状态。

我平时的食物摄取情况是 □不挑食什么都吃 □喜欢的就多吃 □就吃喜欢的 □有意识地经常变换口味。我每周的菜谱 □相当单调 □比较单调 □比较丰富 □十分丰富。读完本章内容，我意识到饮食对健康瘦身的重要性，总结来说，合理饮食加适当锻炼，是健康瘦身的唯一通路。

这些页面就是一套为你量身订做的健康瘦身计划哦！在任意页面扫描二维码，花1分钟的时间提交电子问卷，不但可以100%得到专业健康顾问的细致指导，还有机会赢取定期派送的"神秘大奖"哦！

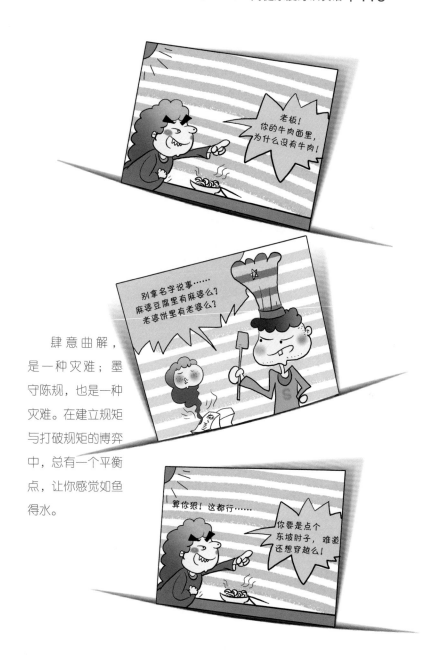

肆意曲解，是一种灾难；墨守陈规，也是一种灾难。在建立规矩与打破规矩的博弈中，总有一个平衡点，让你感觉如鱼得水。

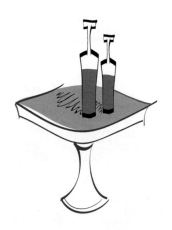

肆意曲解，是一种灾难；

墨守陈规，也是一种灾难。

在建立规矩与打破规矩的博弈中，

总有一个平衡点，让你感觉如鱼得水。

Point 14
一周健康瘦身饮食谱
Weekly healthy diets

正常情况下，白领工作者每天消耗的能量为2100Kcal左右，如果能将每日摄入能量控制在1200Kcal以下，就能得到很好的瘦身效果。

但还是要强调一点，健康瘦身是身体自我机能重新分配的过程，脂肪燃烧也不可能像生日蜡烛一样遇火即燃，这是一个缓慢且平衡的过程。

近年来我们接触的无数案例，也充分证明了欲速则不达的道理。很多女孩子为了达到快速瘦身的目的，短时间内大量节食，其中一部分姑娘明显转入亚健康状态，而另一部分则在恢复正常饮食后体重高幅度反弹，仅仅有2％左右机缘巧合的人，达成了自己最初的愿望。

我们建议日常早中晚三餐的饮食比例为3：4：3。

为此，我们准备了为期一周的健康饮食食谱，供有瘦身需求的朋友们参考。这套食谱总体的搭配原则是在均衡营养的基础上控制热量，使热量摄入与消耗呈螺旋式下降趋势，以达到健康瘦身的目的。

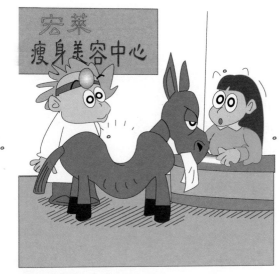

他坚持要为他的主人报名减肥..........

受到各种条件的限制，任何人无法精确地估算食物所提供的热量。食物在口中多咀嚼一分钟，消化后得到的热量就可能发生偏差。因此，大可不必画地为牢，严格到用天平计量食物的程度，只要坚决拒绝暴饮暴食，长期坚持，一定可以收获很多。

周一

早餐:

牛奶一杯（300ml）

燕麦片一小碗（30g）

蜂蜜一汤匙（5g）

苹果一个（150g）

<总能量约340Kcal>

午餐:

白米饭一碗（80g）

黄瓜拌鸡丝（黄瓜200g，鸡肉50g）

香菇炒油菜（香菇20g，油菜150g）

<总能量约460Kcal>

晚餐:

米饭一小碗（50g）

豆皮炒青椒（豆皮30g，青椒50g）

番茄炒菜花（番茄100g，菜花50g）

咖喱南瓜汤一碗（500ml）

<总能量约400Kcal>

周二

早餐:

红枣玉米糊一碗（200g）

素包子一个（100g）

鸡蛋一个（50g）

<总能量约385Kcal>

午餐:

半碗米饭（80g）

素焖扁豆（扁豆90g）

芦笋鱼柳（芦笋20g，草鱼100g）

青菜（50g）

<总能量约480Kcal>

晚餐:

冬瓜排骨汤（500~800ml）

胡萝卜青椒土豆丝一盘（胡萝卜青椒各50g，土豆200g）

凉拌茄泥（茄子100g）

草莓菠菜沙拉（草莓200g，菠菜100g）

<总能量约380Kcal>

周三

早餐：

营养咸豆花一碗（内脂豆腐200g，葱姜蒜少许，胡萝卜丝10g）

鸭梨一个（300g）

全麦面包片两片（50g）

<总能量约380Kcal>

午餐：

半碗米饭（80g）

虾仁蒸蛋羹（鸡蛋一个，虾仁20g）

腐乳空心菜（腐乳20g，空心菜200g）

醋烹绿豆芽（绿豆芽100g）

<总能量约450Kcal>

晚餐：

冰糖银耳核桃粥（500ml）

酸辣藕片（藕片100g）

西葫炒肉（西葫 200g，猪肉20g）

青菜（青菜200g）

<总能量约350Kcal>

周四

早餐：

南瓜奶昔（南瓜100g，牛奶250ml）

鸡蛋一个（50g）

<总能量约348Kcal>

午餐：

白米饭（80g）

木耳炒鸡片（木耳20g，鸡肉100g）

水果蔬菜盘（蓝莓100g，火龙果50g，鳄梨50g，柠檬5g，紫苏叶30g）

<总能量约500Kcal>

晚餐：

白米饭（50g）

凉拌冬瓜片（冬瓜250g，蒜泥50g）

酸辣土豆丝（土豆100g，辣椒10g）

<总能量359Kcal>

周五

早餐:

面包丁沙拉（全麦吐司50g，小西红柿60g，杏仁5g，菜叶30g，沙拉6g）

鸡蛋一个（50g）

<总能量约325Kcal>

午餐:

馒头半个（50g）

椒芹炒鱿鱼（西芹100g，青椒30g，鱿鱼200g）

腐竹拌海带丝（干腐竹50g，海带100g，青椒10g，胡萝卜50g）

<总能量约450Kcal>

晚餐:

白米饭一小碗（50g）

素炒丝瓜（丝瓜250g）

凉拌魔芋丝（魔芋丝150g，黄瓜100g，金针菇50g）

菠菜汤（菠菜100g）

<总能量约365Kcal>

周六

早餐:

小米红薯粥一碗（300g）

茄子包两个（100g）

苹果一个（100g）

<总能量约380Kcal>

午餐:

白米饭（80g）

苦瓜炒蛋（苦瓜150g，鸡蛋1个）

蒜苔炒牛肉（蒜苔100g，牛肉50g）

清炒油麦菜（油麦菜100g）

<总能量约500Kcal>

晚餐:

鲤鱼汤一碗（汤水250ml，鲤鱼50g，葱姜蒜少许）

凉拌西红柿（番茄280g，洋葱20g）

辣椒炒猪血（甜椒25g，猪血100g）

<总能量约380Kcal>

周日

早餐：

糯玉米一个（100g）

牛奶一盒（250ml）

<总能量约340Kcal>

中餐：

芒果糯米饭（芒果100g，米饭50g，椰奶5g）

胡萝卜香肠汤一碗（胡萝卜80g，香肠20g）

凉拌莴笋（莴笋200g，辣椒油3g，芝麻油3g）

酱牛肉（60g）

<总能量约460Kcal>

晚餐：

黑米红豆大枣粥（300g）

素炒西葫芦（西葫芦200g）

虾米烧冬瓜（冬瓜150g，虾皮20g，大蒜15g）

凉拌白菜心（白菜心100g）

<总能量约400Kcal>

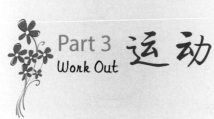

Part 3
Work Out 运动

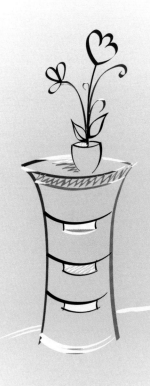

Point **15**

Workout is not the burden but part of your life

运动不是累赘，而是生活的一部分

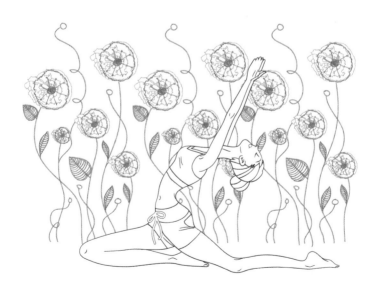

　　德国心理学家艾宾浩斯（H.Ebbinghaus）研究发现，在阅读之后的30分钟内，大多数人将忘记42%的内容，一天过后，就只能想起33.7%的内容了。现在，让我们将本节的重点记录下来吧！

　　我平时 □几乎不运动 □偶尔运动一下 □经常进行锻炼 □偶尔超负荷锻炼。**我的身份是** □学生 □轻体力工作者 □重体力工作者 □白领 □老板 □普通职员，因此我 □有 □无 □时有时无体力活动。

　　我周一到周五的自由支配时间 □几乎没有 □仅有一点 □每天都有一些 □比较充裕 □非常充裕。在这些时间内，我都做什么了呢？我周末的自由支配时间为每天 □ 2 小时以下 □ 2 ~ 4 小时 □ 4 ~ 6 小时 □ 6 小时以上，在这些时间内，我都做什么了呢？

　　统计得到我平均每天用于运动的时间为 □ 10 分钟以下 □ 10 ~ 30 分钟 □ 30 ~ 60 分钟 □ 60 分钟以上，我认为自己是一个 □天生不爱 □喜欢少量 □比较喜欢 □非常喜欢 运动的人。

　　这些页面就是一套为你量身订做的健康瘦身计划哦！在任意页面扫描二维码，花1分钟的时间提交电子问卷，不但可以100%得到专业健康顾问的细致指导，还有机会赢取定期派送的"神秘大奖"哦！

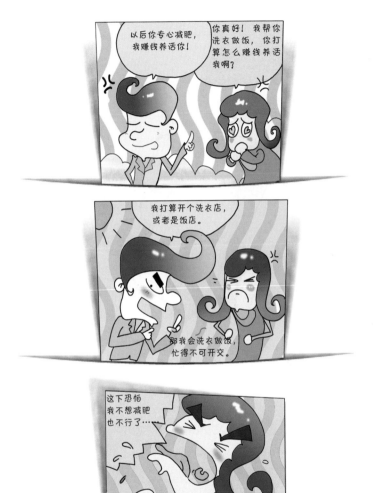

无所谓勤奋，勤奋是因为希望的憧憬太美；更无所谓懒惰，懒惰仅仅由于生活的压力不足。

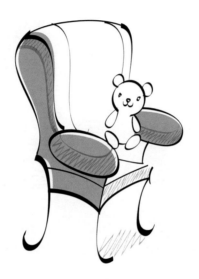

无所谓勤奋，

勤奋是因为希望的憧憬太美；

更无所谓懒惰，

懒惰仅仅由于生活的压力不足。

Point 15
运动不是累赘，而是生活的一部分
Workout is not the burden but part of your life

我就是个不爱运动的姑娘。

从小女孩子就比较文静吧，对体育课没有什么感情。看着男孩子打球、跑步，也就只是看看而已，既看不出门道，也不懂其中的乐趣。

上班以后，工作长得要死，下班就想瘫在床上，有时候连饭都懒得吃。其实也知道适当锻炼下对身体有好处啊，并不仅仅因为修型塑身，增加些活动量总会有益无害。

偶尔有段时间，吃了晚饭出去散散步，仅此而已。小区内有健身设施，清晨和傍晚，一些大爷和大妈在此活动筋骨，年轻人很少接触这些设施，有时候也想试试，但就我一个小姑娘，有点不好意思啊。

对我来说，运动好像吃大餐，也知道很好，偶尔也尝试两次，但毕竟不是家常便饭。大概最大运动量就是和同事啊、朋友啊外出旅游啦，往往累得腰酸背疼，好几天缓不过来。

我就想知道，长时间维持低运动量的状态是不是对身体特别不好啊？会不会年龄大了健康状况就特别差啊？

还有，有什么合适的运动方式专门针对像我这样的上班族呢？

徐雪梅

四川成都

2012年1月16日

我们特别理解上班族的运动困境。

尤其在CBD忙碌穿梭的都市白领丽人，宁愿花一个小时的时间化妆，在脸上分层次地涂抹各种霜、奶、液，也没有心情让自己的身体松弛有度。

唉，这也不能苛求，既然是白领丽人嘛，当然维护外貌形象很重要。毕竟运动装和商务套装不是一个门派，在商务环境中，没见过花枝招展的姑娘穿着运动装上班，也很少见穿着套裙高跟鞋狂奔慢跑的职业女性。

每天的生活节奏都很快，如果早晨起床，洗脸，刷牙，化妆，换运动装，跑20分钟，再洗脸，吃早餐，再化妆，试各种衣服，对着镜子犹豫，出门乘车上班，这套程序执行下来，最少牺牲掉宝贵的一个小时拍灭闹铃赖床的时间，怎么想怎么不划算。

下班以后就更不用说了，逛街，应酬，做饭，吃饭，洗碗，看电影，洗衣服，卸妆，洗澡，做美容，打电话，上晚妆……一寸光阴一寸金，十点要睡觉，不然第二天起床太折磨人了。

好在我们还有周末，如果运气好公司不加班，想想一周少睡了好多啊，一定要补回来才行。睡到中午，化妆，做头发，会朋友……时间飞一般地过去。如果结婚有了宝宝的话，嘿嘿，时间对你来说，就是一连串紧锣密鼓的节点，还时不时有额外事件插队。

我们被生活拖累得体无完肤。

健身房、游泳馆、各种室外活动，越来越像奢侈品，在养家糊口的年代，我们甚至没有心情坐下来安静地品一杯茶。

好吧，对于"奢侈"的运动方式，我们放弃努力了，下面介绍两种自然而然的活动，暂且称之为"运动"，帮助你的身体变得更健康。

◎散步20分钟？不，我只走10步

就算每天用20分钟散步，只要想挤出些时间，就能做得到。之所以一直没这么做，是由于各种各样的客观情况，让我们原谅了自己的行为。

没问题，最新的研究表明，你并不用耗费那么多精力，饭后走10步简单么？

其中的"科学原理"是这样的，最初的10步，总是最难的10步。如果你能咬着牙坚持餐后在户外迈出10步，大多数情况你不会立即停止，于是就顺理成章地走一走，以此养成散步运动的好习惯。

开始总是很难，因此我们做其他的事情，也要尽量将"开始"这个特别关键的环节变得越简单越好，只要它开始了，就是很大的胜利。

退一步讲，即使户外10步走之后立即向后转回家，也并非完全没有好处——至少你在逐步养成一个好的习惯。

◎量化运动法

运动之所以总被我们忽略，其中一个重要的原因是运动的效果迟滞性。

无论是跑步、游泳或者打球，运动的健身效果往往很久后才能体现出来，而不是像吃一些减肥药一样立竿见影。因此我们在头脑中就会放松要求，对于见效慢的行为热情投入总是不高，得过且过。

针对这样的心理，一个比较有效的方法是"量化"你的运动行为。

上一阶楼梯，假设可以延长生命两秒，午餐前后你可以试着放弃电梯，改走楼梯。每当你迈上一步，就可以欣慰地对自己说："我又赚了两秒。"这样算下来，每天你都能赚到几分钟额外的寿命。形成习惯之后，楼梯将成为你的好朋友。

同样，跑步、游泳或者打球也可以进行假设方式的量化，把运动效果的长期滞后性分阶段描述出来，你就会爱上很多运动方式。

对于利用运动瘦身的朋友，这种心理暗示已经帮助过很多人建立起良好的运动习惯。

大脑分泌的多巴胺等荷尔蒙激素，能不由自主地让你心想事成。如果你不断提醒自己，慢跑10分钟可以燃烧100克脂肪，其实真的可以达到这个效果。

运动不是额外的累赘，而是你生活的一部分。

最好重新认识运动，把运动当成吃饭、喝水、洗澡、化妆一样的日常活动，才会对健康有所帮助。如果仅仅是为了运动而运动，心不安理不得，运动的效果也会大打折扣。

最坏的是三天打鱼两天晒网般的运动习惯，开心了就狠狠流汗，过不了几天再大吃大睡，身体一会变得紧张，另一会又变得松弛，那一定不会有任何效果。

Point *16*

Gym will help you slim down

健身室会帮你瘦身吗

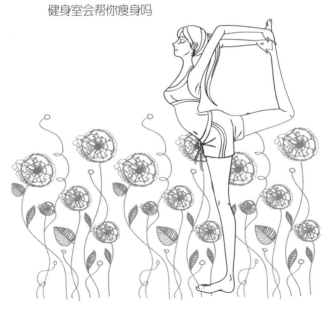

德国心理学家艾宾浩斯（H.Ebbinghaus）研究发现，在阅读之后的30分钟内，大多数人将忘记42%的内容，一天过后，就只能想起33.7%的内容了。现在，让我们将本节的重点记录下来吧！

我对运动瘦身的看法是：□必须产生疲劳 □会很累 □并非所有运动都会感觉到疲劳 □不流汗就不能称之为运动 □只要活动就是运动 □不累的运动根本不会有任何效果。我认为流汗、疲劳 □一定 □不一定 是燃烧脂肪的前提条件。

我 □了解 □略懂 □不了解 有氧运动与无氧运动的区别，我认为有氧运动是 □在室外阳光氧气充分的环境中 □一种慢节奏 □强度较高 □强度较低 □在室内也能进行 □持续时间较长 □持续时间并不固定 的运动方式。

如果要达到瘦身的目的，我觉得 □高强度 □低强度 □持续时间长 □持续时间短 □韵律节奏规范 □节奏无所谓，只注重耐力和力量 这些运动方式效果更好。

这些页面就是一套为你量身订做的健康瘦身计划哦！在任意页面扫描二维码，花1分钟的时间提交电子问卷，不但可以100%得到专业健康顾问的细致指导，还有机会赢取定期派送的"神秘大奖"哦！

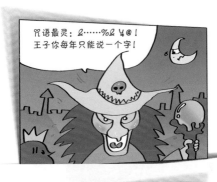

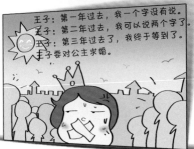

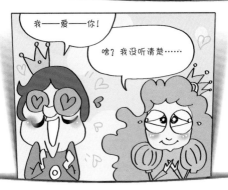

生活的悲剧不在于一个人输了，而在于她差一点赢了。

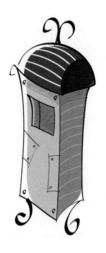

生活的悲剧不在于一个人输了，而在于她差一点赢了。

Point 16
健身室会帮你瘦身吗
Gym will help you slim down?

你好：

为了保持体重与身材，我办了健身运动卡，每天坚持去健身房锻炼，但越来越感觉有点不对劲儿。

根据健身教练的计划，我每天要进行跑步、跳跃、体操、推举等多项健身训练，整套运动下来，会出好多汗，直至累得气喘吁吁。

刚开始的一段时间，感觉真的很好，锻炼完身体恢复精力的过程中，明显觉得比以前精力充沛。我想这可能是我耐力提高以后的结果吧，反正教练特别喜欢把我的身体搞得疲惫，然后指导我体会精力一点点重新汇聚的过程。

可是现在出了点问题，大概四个月过后，我的身体是比原来更结实、更健美了，随之饭量也增长了不少。尽管体脂百分比和BMI指数都维持在合理的范围内，教练也说成效显著，让我继续坚持下去，最少一年以上。

我就是想知道，这种锻炼方法会有利于瘦身塑型吗？好处在哪里？坏处又在哪里呢？

张悠悠
2012 年 6 月 2 日

即使是健身运动教练，也可能出现指导差错。

我们曾经做过调查，在大约600位女性的范围内，用连线法测定姑娘们对"运动"的印象。结果大部分人都认为"运动必须产生疲劳感"、"需要流汗"、"会很累"，只有不到30％的人认为"不是所有的运动都很累"，但是她们同样认为"这种运动方式并不见效"。

大多数人头脑里的意识逻辑是这样的："运动——流汗——燃烧脂肪——瘦身健美"。如果在这个逻辑链中减少了"流汗"的关键环节，"燃烧脂肪"与"瘦身健美"这两个结果就不会出现。

没错，在潜意识里，脂肪燃烧变成了汗液排出体外。

事实真的如此吗？

运动分为两种——有氧运动与无氧运动。

无氧运动是指肌肉在"缺氧"的状态下，高速剧烈地运动。无氧运动大部分是负荷强度高、瞬间性强的运动，所以很难持续长时间，而且疲劳消除的时间也慢。

有氧运动是指人体在氧气充分供应的情况下进行的体育锻炼。即在运动过程中，人体吸入的氧气与需求相等，达到生理上的平衡状态。简单来说，有氧运动是指任何富韵律性的运动。

很多人对于运动到底有没有"氧"参与并不理解，氧气无处不在，怎么还能"无氧"了呢？

我们说的"氧"并不是空气中的，而是我们体内的。

汽油在油箱里燃烧，需要氧气，否则就会熄火，锻炼也是一样的。

无论是糖、脂肪还是蛋白质，大多数情况下，提供能量需要有氧气参与。我们呼气、吸气，空气中的氧进入身体，参加提供能量的活动。但是，吸一口气能收集到的氧是有限的，当这些氧不够用的时候，吸气的频率就会加强，呼吸过程变得短而急促，这就是为什么"气喘吁吁"的原因。

从张悠悠女士的运动状态判断，她的训练计划有氧运动与无氧运动相结合，以无氧运动为主。我们也和她沟通过，大部分情况是她被训练得"气喘吁吁"，并且认为这样才能"猛烧脂肪"，达到瘦身健美的目的。

氧气在身体内参与燃烧，并不像在汽车油箱里一样直接进行化学反应，必须通过肺部的转换，由血液中的红细胞承载着氧分子，随血液循环到达接受锻炼的手臂、大腿或者脑袋。

这需要很多时间，即使大口喘气也未必供应得及时。

奥运会赛道上的短跑运动员，在最初100米的时候，身体内的氧基本被消耗殆尽，在无氧供应的状态下，能量利用效率会大大降低。由于"燃烧"不充分，只能有原来的5%左右，并且产生大量没充分化合的"废物"——乳酸等，身体会感觉到疲惫。

运动员万众挑一，能够承受低能量供应、高能耗输出的状态，换成普通人，会出现什么现象？

身体会被憋熄火——没错，你会被累晕——身体用自动切断油路的方式，保证你还能继续活着。

因此，当无氧运动——血液氧不足的状态下，长时间运动就会产生大量的乳酸，它们存在于肌肉和血液中，身体会感觉到酸痛，想要把这些捣蛋鬼"消化"掉，往往需要好几天的时间，这就是爬山之后肌肉持续疼痛的原因。

当我们进行剧烈运动，或者需要急速爆发力的运动项目时，血液中原有的氧远远不够供应瞬间能量需求，这时候就需要"糖"进行无氧代谢提供能量，注意，这种情况几乎不会燃烧脂肪，因为从脂肪中提取能量需要的氧不足。

无氧运动也并非一无是处。

累得要命浑身酸痛之后，体内乳酸需要分解掉，这时候才开始代谢脂肪。身体的聪明程度绝对超出你的想象，疲惫的状态会给身体传递一个信号——耐力不够，于是我们的身体尤其是肌肉会超额恢复，储备更多的能力防止疲惫再次出现。运动员越练越强，其实就是这个道理。

为了维持更强的身体正常工作，我们日常就会消耗更多的热量，科学的说法是——你的基础代谢增加了。

基础代谢就像汽车的排气量，排气量大的汽车动力强劲，也更耗油。像张悠悠女士一样，经常进行无氧运动，她自身的排气量就增加了，由比亚迪变成了路虎，这将产生什么现象呢？

没错，她的热量需求增加，会感到饿，饭量增大。如果这时候控制下热量摄入，那么她体内的脂肪将分解参与代谢，提供能量。

健身室剧烈运动"减脂"的效果，并不在"运动的时候"，而是在"运动之后"。拥有一个排量更大的身体，燃烧体内脂肪的几率和数量也会相应地增加。

总体来讲，女孩子瘦身，我们并不提倡无氧运动。

Point **17**

Aerobics for lazy ones
"懒人"的有氧瘦身法

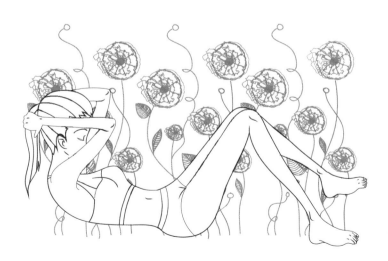

德国心理学家艾宾浩斯（H.Ebbinghaus）研究发现，在阅读之后的30分钟内，大多数人将忘记42%的内容，一天过后，就只能想起33.7%的内容了。现在，让我们将本节的重点记录下来吧！

我 □从未尝试过 □曾经尝试过 □将来或许会试试 用运动的方式获取健康。我比较习惯的运动方式能够让我 □没什么疲累的感觉 □微微出汗 □出较多的汗 □汗流浃背 □第二天会腰酸背疼。

通过阅读，我知道了有氧运动的心率要低于 □ 90 □ 100 □ 110 □ 120 □ 130 次/分钟，此时血液能供给足够的氧，半有氧运动的心率要低于 □ 130 □ 140 □ 150 □ 160 □ 170 次/分钟，如果心率超过 □ 140 □ 150 □ 160 □ 170 □ 180 次/分钟，就是无氧运动了。

有氧运动的前15分钟，我的身体还是以糖代谢为主要供能方式，脂肪供能在运动后 □ 15 ~ 20 分钟 □ 20 ~ 25 分钟 □ 25 ~ 30 分钟 才会启动，因此，我如果想通过有氧运动的方式减肥，必须坚持运动时间在 □ 15 □ 20 □ 25 □ 30 分钟以上。

这些页面就是一套为你量身订做的健康瘦身计划哦！在任意页面扫描二维码，花1分钟的时间提交电子问卷，不但可以100%得到专业健康顾问的细致指导，还有机会赢取定期派送的"神秘大奖"哦！

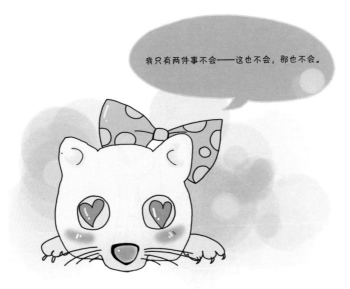

我只有两件事不会——这也不会，那也不会。

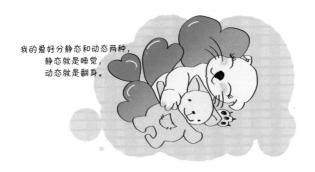

我的爱好分静态和动态两种，
静态就是睡觉，
动态就是翻身。

生活就是酸甜苦辣咸混合起来的各种滋味，所以，要想简单地生活，就别太敏感，越糊涂越有福。

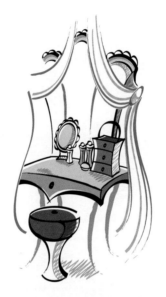

生活就是酸甜苦辣咸混合起来的各种滋味，

所以，要想简单地生活，

就别太敏感，越糊涂越有福。

Point 17
"懒人" 的有氧瘦身法
Aerobics for lazy ones

你好:

非常感谢专家给我的解答和建议, 谢谢你们百忙之中对我的关心, 谢谢!

我从原理上明白了健身、瘦身的利与弊, 深入浅出, 受益匪浅!

经过健身宝的锻炼, 我身体的 "排量" 增大了, 呵呵, 是基础代谢增加了, 这样有利于体内脂肪的分解代谢。

不过, 我还是有一些疑问。

这样锻炼下去, 基础代谢越来越高, 那么我需要的热量也越来越大, 一边吃的多了, 一边消耗的多了, 那还不是一样的吗?

还有就是我听同事们说, 一旦锻炼终止下来, 就会特别容易发胖, 并且再也恢复不来了, 真的是这样吗?

这样我是不是应该对健身运动计划作出一些调整啊? 比如减少比较剧烈的无氧运动, 增加平和的运动方式, 但这样做会不会反弹呢?

请为我解释这其中的道理，并给我一些建议，再次感谢！

张悠悠
2012年6月20日

这是时隔半个月后，我们再次收到的张悠悠女士邮件。

我们很欣慰，经过讲解和沟通，她已经积累了一些较为专业的瘦身领域知识，并根据自己的实际状况，认识到瘦身计划的不足。更为难得的是，对运动计划进入系统思考模式，将消耗与摄入结合在一起分析问题，还考虑到停止运动以后的情况，环境变化了，应该怎么调整身体的机制。

值得提出的是，这依然不是个例，她的问题普遍存在。

很多人利用运动强度减肥瘦身，都或多或少地遭遇反弹的现象。开始的时候会产生一定的效果，可一旦停下来之后，体重就会回到最初的水平，甚至更胖了。这是什么原因呢？

剧烈运动能使你的身体逐渐变强，这样每天就需要更多的热量。如果突然停止锻炼，热量需求不会像空调一样可以随意调节强弱，势必继续保持一段时间，而这段时间身体消耗不了这些热量，就会转化成脂肪储存起来。

几乎90%的竞技运动员，在停止训练之后，都会像吹气球一样胖起来，并且肌肉会变得松弛，就是这个道理。看上去好像辛辛苦苦的锻炼成果都转化为脂肪，其实肌肉和脂肪是不能直接转化的，而是你的身体并没有适应新的标准。

除非继续维持高能耗的运动习惯，否则很难避免这种"反弹"，那该怎么办呢？

唯一的途径就是逐步降低运动量，然后合理地安排饮食，让摄入与消耗保持均衡。因此，对于依靠运动减肥瘦身的群体，我们不赞成剧烈的无氧运动，而更倾向于平和的有氧运动方式——这可以帮助你"更懒"地控制体内脂肪。

心率保持低于110次/分钟的运动量为有氧运动，此时血液可以供给心肌足够的氧气。

如果心率达到110～160次/分钟，此时血液对心肌供氧已不充分，即为半有氧运动。

如果心率达到160次/分钟以上，便为无氧运动了，血液中的氧气对心肌已是供不应求。

真正区分"有氧运动"与"无氧运动"，必须测算心脏跳动的频率。

对于瘦身减肥来说，有氧运动的效果要明显优于无氧运动，并且不用把自己搞得太辛苦。有氧运动特点是强度低、有节奏、不中断和持续时间长。

常见的有氧运动有步行、快走、慢跑、慢速游泳、骑自行车、跳健身舞、跳绳、做韵律操等。

根据美国运动医学的研究，有氧运动前15分钟，还是由糖作为主要能源供应，脂肪供能在运动后15～20分钟才开始启动，所以，一般都要求有氧运动持续30分钟以上。

也就是说，我们要告别挥汗如雨的运动方式，改变成缓和的、稍微出汗的运动，并且，很关键的一点，想要减肥，尽可能持续时间长一点。

再补充一些较为具体的标准，运动量达到轻微呼吸急促、心跳稍快、微微出汗，表明运动量适宜。如果心慌气短、头晕、大汗、疲惫，或者肌肉产生酸痛的感觉，说明运动量大了。"面不改色心不跳"是有氧运动的标志，也是燃烧脂肪最好的运动方式。

运动的频率也很关键，频率过快的运动，容易造成局部肌肉缺氧，比如跑步上楼梯，尽管跑完也是微微出汗，但腿部肌肉张缩频率过快，腿部脂肪在这种情况下是不被消耗的。

同样，也不必每天都要运动，每周进行三次到四次有氧运动即可。

我们所有的研究，都围绕着健康快乐的核心，利用饮食减肥，前提是不能挨饿；利用运动减肥，前提是不能挨累。如果用刑罚一样痛苦的方式达到瘦身的目的，既是不合科学原理的，同时也是后患无穷的。

所以，要尽量增加"懒"一点的运动方式，这才是减肥瘦身所需要的。

Point 18

Flat tummy and Huge Change

小腹婆，大变身

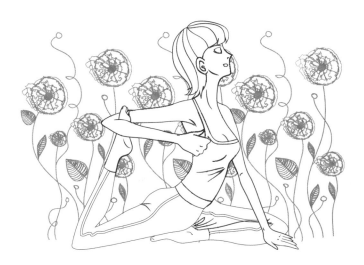

　　德国心理学家艾宾浩斯（H.Ebbinghaus）研究发现，在阅读之后的30分钟内，大多数人将忘记42%的内容，一天过后，就只能想起33.7%的内容了。现在，让我们将本节的重点记录下来吧！

　　我的腹部脂肪累积状况是：□平滑紧致基本没有脂肪　□站立的时候小腹微微凸出　□直坐的时候小腹褶皱较浅　□直坐的时候小腹褶皱较深　□平躺的时候能明显看到小腹褶皱。

　　我认为拥有平坦的小腹　□非常关键　□与健康无关　□能穿上各种漂亮的紧身衣　□没什么可羡慕的　□与肠道健康的关联性很密切。

　　本节中介绍的造成下腹肥胖的主要原因有　□不爱运动　□喝水少　□摄入油脂比例过高　□先天遗传　□久坐不动　□爱吃甜食。

　　这些页面就是一套为你量身订做的健康瘦身计划哦！在任意页面扫描二维码，花1分钟的时间提交电子问卷，不但可以100%得到专业健康顾问的细致指导，还有机会赢取定期派送的"神秘大奖"哦！

懒惰是所有人的天性，于是我们不断放松对自己的要求，宽恕自己的行为，直到习以为常。

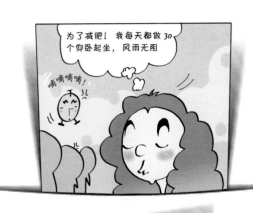

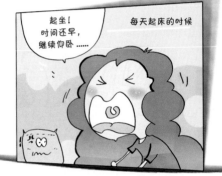

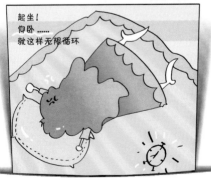

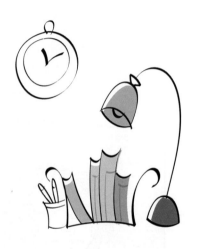

懒惰是所有人的天性，
于是我们不断放松对自己的要求，
宽恕自己的行为，直到习以为常。

Point 18
小腹婆，大变身
Flat tummy and Huge Change

最能体现女人年龄的部位，不是脸，而是肚子。

人体最容易囤积脂肪的部位正是腹部。随着年龄的增长，几乎每个人的腹部都有成为"脂肪大本营"的趋势。在我们数十万计的瘦身需求中，最少有40%的比例是关于腰腹部瘦身的。由此可见，"小腹婆"越来越多，并且越来越让人讨厌。

理想的体形取决于胸部、腰部、臀部等的比例以及各自的高度。

从侧面观察，从头到脚沿着身体的正中心画一条垂直的直线，以胸部和臀部为两个顶点，可以画出两个等腰三角形。

如果这两个三角形面积相同，或者趋于相同，并且交叉点正好位于腰部，则可称之为女性"黄金体型"。

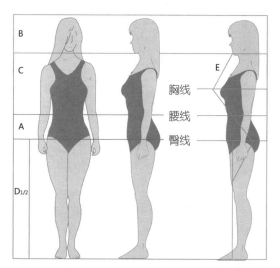

身高、体重、胸围、腰围、臀围、大腿腿围是综合测评体型健康的六大维度。

胸围由腋下沿胸部的上方最丰满处测量胸围；腰围应该测量腰部最细部位；臀围在体前耻骨平行于臀部最大部位；大腿围则是大腿的最上部位，臀折线下。

理想体型应该和下表吻合：

身高（cm）	体重（kg）	胸围（cm）	腰围（cm）	臀围（cm）	大腿腿围（cm）
150	43	B80	W55	H83	T46
152	44	B81	W56	H84	T46.5
154	45	B82	W57	H85	T47
156	46	B83	W58	H86	T47.5
158	47	B84	W59	H87	T48

身高（cm）	体重（kg）	胸围（cm）	腰围（cm）	臀围（cm）	大腿腿围（cm）
160	48	B85	W60	H88	T48.5
162	49	B86	W61	H89	T49
164	50	B87	W62	H90	T49.5
166	51	B88	W62	H91	T50
168	52	B89	W63	H92	T50.5
170	53	B90	W63	H93	T51

更直观一些地表示，我们可以把这六大维度画成雷达图，如果六维连线趋于正六边形，则说明身体比例相当乐观，六边形中角度偏差较大的地方，则是需要矫正的重点方向，要进行有针对性的训练，塑型完美的身材比例。

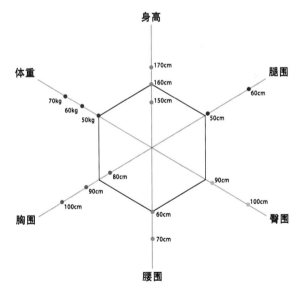

这里我们主要讲讲困扰最多的腰腹部肥胖人群应该采用的有氧

运动方式，我们进一步将之分成两种类型：

◎下腹肥胖型

这类体型肚脐以下部位明显突出，臀部从侧面看起来是下垂的。

下腹肥胖的人一般都伴有便秘的现象，久坐、运动很少、喝水也很少，就容易引起下腹肥胖。各类办公室的白领，长时间久坐不动，最容易使腹部深层肌肉松弛，刚吃饱就坐着或趴着也不是什么好习惯。

我们可以借鉴古老的瑜伽运动，找到锻炼下腹脂肪的方法。

每天睡前平躺在床上，双脚并拢抬高至45度，用肚子的力量支撑，停留10~15秒后放下，连续做10次。

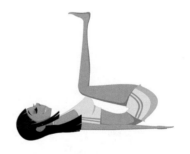

尽管现在大多数办公空间环境都比较有限，但总要找些机会到处走走，千万不要过于"文静"。

这种有氧运动不但能锻炼腿部，也有瘦小腹的效果。依然强调两点：第一，微微出汗即可停止，因个人体质而异，运动量也有所不同；第二，休息一会进行第二组活动，每天尽可能多做几组，有助于腹部脂肪代谢分解。

同时，在看电视或者无聊的时候，可以顺时针按摩下腹，这种按摩有助于增加肠蠕动，促进新陈代谢，但要注意持续30分钟以上。

◎上腹肥胖型

如果你的肚脐以上部位明显突出，那么就属于这种类型了。

身体的基础代谢率低，加上平时缺乏运动，而且喜欢吃甜品和热量高的食物，肥肉就很容易积聚在上腹部位。

仰卧起坐运动是烧掉腹部脂肪最有效的运动方式之一。

有很多人喜欢把脚部固定做仰卧起坐，比如找东西压着脚，这样做会让大腿和髋部的屈肌加入工作，从而降低腹部的工作量。

同样，有氧运动不要追求锻炼的强度，而是缓慢运动，时间尽可能长一些。手越接近头部的位置，就会越吃力。

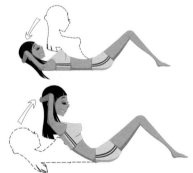

身体仰卧，膝部屈曲成90度，脚部平放。用腹肌的力量把身体向上拉起，身体前屈时呼气，仰卧时吸气，确保处于腹部较深层的肌肉同时参与工作。

同时，我们还可以如下页图示配合一些其他的腰部运动方式。

饮食上也要养成良好的习惯，尤其是饮酒，这是影响腰腹健美的关键性因素。

另外必须要注意的是，需要找到办法调节排泄情况，正常人一天要进行一到两次大便，很多女孩子不知道什么原因，就是不愿意去厕所，造成食物在肠道内的超额吸收，这些都能影响到腹部脂肪的囤积。

端坐，背部挺直，左手向右侧伸，带动身体往右压，同时深呼吸。保持15秒，左右各做4次。拉伸时腿部不要晃动，保持身体平衡。

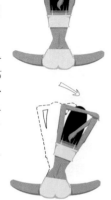

半身挺直，左腿压在右腿上。深呼吸，吸气时把腰转向左侧，保持盆骨朝前。保持10秒，然后换边做相同动作，每侧伸展6次。

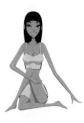

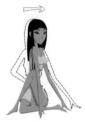

合理的饮食，加合理的运动，坚持三个月，"小腹婆"的情况一定会有所改善。

Point 19

Four ways of Yoga for trimming the fat off your legs

纤细美腿 4 式瑜伽操

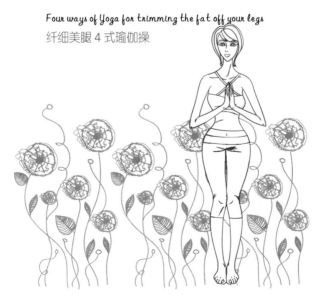

德国心理学家艾宾浩斯（H.Ebbinghaus）研究发现，在阅读之后的30分钟内，大多数人将忘记42%的内容，一天过后，就只能想起33.7%的内容了。现在，让我们将本节的重点记录下来吧！

腿部脂肪层属于 □易积累难消除 □难积累易消除 □易积累易消除 □难积累难消除 的脂肪层。

总体来讲，腿部脂肪累积去除饮食原因之外，是由于腿部血液循环频率缓慢所致，因此，本节中所介绍的 4 种腿部体操的原理依据 □改善饮食状况 □加快腿部血液循环频率 □增加基础代谢 □瑜伽体操的经验。

腿部体操也要遵循 □强度大 □强度弱 □时间短 □时间长 □让腿部肌肉群练至酸疼 □以放松为主不必特意追求肌肉群的紧张程度 等有氧运动的规律，我想要取得明显的效果，并非朝夕之功，而必须长期坚持，甚至形成一种习惯。

这些页面就是一套为你量身订做的健康瘦身计划哦！在任意页面扫描二维码，花1分钟的时间提交电子问卷，不但可以100%得到专业健康顾问的细致指导，还有机会赢取定期派送的"神秘大奖"哦！

爱因斯坦说，"成功 = 1% 灵感 + 99% 汗水"，于是我们就认为"流汗"简直太重要了。但是，这个白胡子老头紧接着说，"1% 灵感永远比 99% 汗水更为重要"。误解，就是这样产生的。

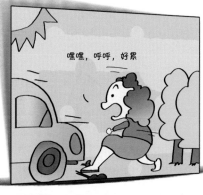

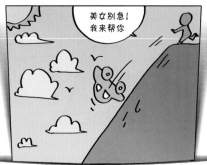

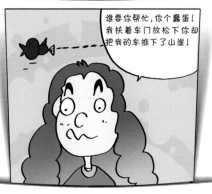

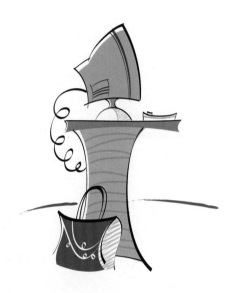

爱因斯坦说，"成功 = 1% 灵感 + 99% 汗水"，
于是我们就认为"流汗"简直太重要了。
但是，这个白胡子老头紧接着说，
"1% 灵感永远比 99% 汗水更为重要"。
误解，就是这样产生的。

Point 19
纤细美腿4式瑜伽操
Four ways of Yoga for trimming the fat off your legs

裙子是女孩子的专利，短裤和短裙，将女孩子的秀美身材衬托得锦上添花。可是每到夏天，总有一些人告别迷人的短裤、短裙，因为她们的腿太胖了。

腿部脂肪和腹部脂肪一样，都属于比较"顽固"的种类，积攒起来很容易，消除下去就十分费劲，尤其是腿部脂肪，是特别难以消除的种类，但也并不是没有对付它们的方法。

古印度修行者根据动物的姿势，观察、模仿并体验创立出一系列有益身心的锻炼系统，称之为"瑜伽"。现在，瑜伽成为备受全球欢迎的身心修炼术，我们结合瑜伽与现代流行的健身操，总结出几种简单易行的运动操，可以帮助你塑型诱人的纤细美腿。

◎跨步蹲提式

Step 1 手持重物，哑铃或水瓶，两手臂自然下垂于身体两侧，两腿并拢，挺直背脊站立。放松身心，匀速悠长呼气、吸气三分钟。

Step 2 上身保持笔直，一边呼气，一边慢慢向前跨出左脚，重心移至左脚上，弯曲左膝深

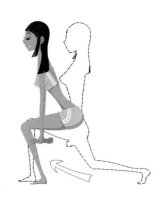

蹲。右脚跟离地，吸气，慢慢恢复原来的站立姿势。再将右脚向前跨出，重复上述动作。注意配合呼吸，左右脚各重复10次。

Step 3 半蹲姿势静止不动，匀速悠长呼吸三分钟，再恢复原来站立的姿势。此时双手自然下垂在身体两侧，保持上半身垂直于地面。

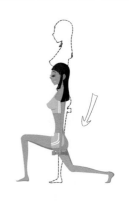

从瑜伽化出的"跨步蹲提式"对紧缩大腿内侧肌肉很有效，重点在于身体重心的变化与呼吸相互配合。上身保持垂直，向前跨步时呼气，收步时吸气，重心随之前后移动，保持身体平衡，同时让血液将氧送于下肢。

◎分腿缓抬式

Step 1 手持重物，哑铃或水瓶，两脚张开与肩同宽，挺直背脊站立，手肘在身体两侧，吸气，缓慢曲臂举至于肩同高，呼气，手

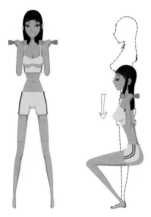

腕保持与臂一条直线，不可弯曲。

Step 2 一边吸气，一边向左右打开膝盖，缓缓深蹲，同时保持上身直立，双手手肘与手腕相对静止。蹲至大腿与地面平行时，呼气，保持一分钟，匀速悠长呼吸。一边呼气，一边收拢膝盖，同时缓缓恢复站立姿态。如此重复10次。

Step 3 双手、双膝贴地，匍匐姿势，缩下颚，慢慢抬高一脚，尽可能地举高，匀速悠长呼吸，保持三分钟。换脚做相同动作，两脚交互各做10次。

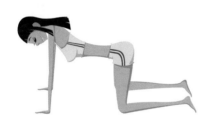

从瑜伽化出的"分腿缓抬式"对紧缩大腿外侧肌肉很有效，同时可以锻炼臀部与小腿的肌肉群。重点在于要保持臀部向后翘，打开膝盖蹲下时吸气，收拢膝盖站起时呼气，呼吸与运动相配合。同时注意手持重物不必过重，以免给膝关节造成负担。

◎坐卧拉合式

Step 1 坐在床边，上身保持直立，双手自然垂于身体两侧，两小腿夹住重物，枕头或者水瓶。缓缓抬起小腿，至与大腿平行处，匀速悠长呼吸，保持半分钟，缓慢放下。重复动作10至15次。

Step 2 站在地上，伸直双腿。左脚收抬至压紧大腿，左手扳住左脚踝，匀速悠长呼吸，保持一分钟。左腿向外侧缓慢打开，同时呼气，保持小腿肚始终和大腿肚接触，至最外侧。为保持平衡，可以单手扶墙。吸气，同时收拢左腿。换另一只腿重复上述动作，双腿轮流分合10次。

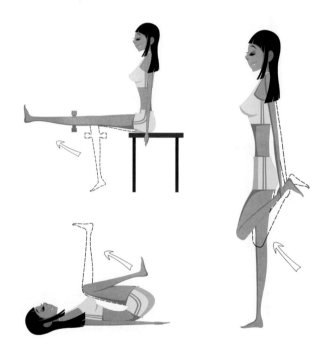

Step 3 仰卧，直视天花板，弯曲膝盖，吸气，向胸部贴近。呼气，双脚向上抬起，吸气，双脚落下。重复动作15次。

从瑜伽化出的"坐卧拉合式"对紧缩小腿肌肉很有效，同时可以锻炼大腿后侧肌肉群与外侧肌肉群。重点在于小腿与大腿的压合不要太紧，要保证充分的血液循环，让肌肉进行有氧运动，配合呼吸与运动量相当，同时注意对身体柔韧性的控制，初学者不必要求动作幅度过大，适可即好。

◎起仰蹬轮式

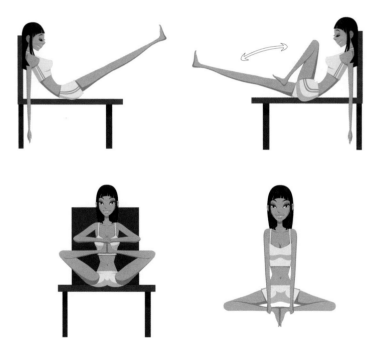

Step 1 仰卧，后背呈45度角靠至床头，双腿并拢抬高至胸前。两膝盖向外分开，双脚脚心紧贴在一起，用双手扳住双脚尖，同时两膝尽量向外张开。匀速悠长呼吸，保持静止十分钟。

Step 2 仰卧，后背呈45度角靠至床头，双脚略向上抬起，做蹬自行车运动。蹬出时，呼气，收回时，吸气。速度控制适中，既不要过快，也不要过缓。如此重复动作三组，每组30次。

Step 3 坐姿，双脚脚心紧贴在一起，两膝分开，尽量向外撑，双手抓住双脚脚踝。匀速悠长呼吸，保持静止十分钟。

从瑜伽化出的"起仰蹬靴式"对小腿、大腿肌肉群协调运动很有效，可以使各组肌肉配合协调一致。重点在于对速度的控制，既不可过快，又不可过缓，一般应该维持像电影慢动作相同的速率。同时必须保证运动的持续性，坚持每天锻炼，否则效果大打折扣。

Point **20**

It's not that hard to get the thinner arms

玲珑玉臂不难求

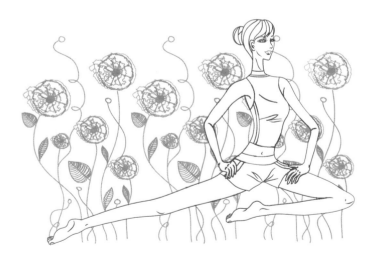

德国心理学家艾宾浩斯（H.Ebbinghaus）研究发现，在阅读之后的30分钟内，大多数人将忘记42%的内容，一天过后，就只能想起33.7%的内容了。现在，让我们将本节的重点记录下来吧！

利用本节介绍的方法进行测试，我的臂部脂肪处于 □明显松弛 □比较合理 □非常紧凑 的状态，我掌握了通过几种方法可以 □保持 □改善 这种情况，并决心长期坚持下来。

上臂的 □前面 □后面 □侧面 □以上都有 肌肉群参与活动较多，不容易形成脂肪积累，而手臂内侧的 □肱二头肌 □肱三头肌 □肘肌 则较少参与日常活动，很容易导致脂肪积累。

我对 □肩部塑型 □小臂塑型 □背部塑型 □颈部塑型 □以上都有 □以上都没有 还有很多未解的疑惑，希望得到美体专家更为细致的指导，如果我想得到更为专业的建议，可以随时打电话咨询。

这些页面就是一套为你量身订做的健康瘦身计划哦！在任意页面扫描二维码，花1分钟的时间提交电子问卷，不但可以100%得到专业健康顾问的细致指导，还有机会赢取定期派送的"神秘大奖"哦！

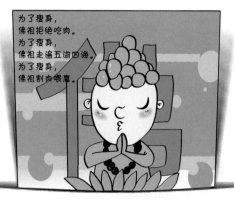

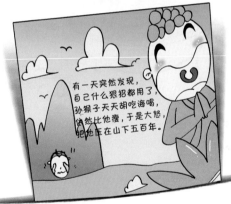

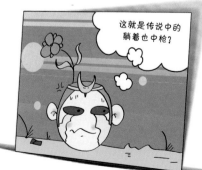

你永远都不会知道自己到底有多坚强，直到有一天，你除了坚强别无选择。

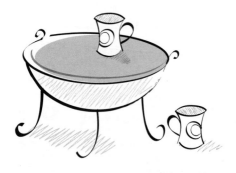

你永远都不会知道自己到底有多坚强，
直到有一天，你除了坚强别无选择。

Point 20
玲珑玉臂不难求
It's not that hard to get the thinner arms

东方文化的审美观念中，对肢体美的追求，要远远高于西方的审美观。

在中国，我们能看到的几乎所有典籍中，形容一位美人儿，并不单纯从相貌、身材、气质上描述，但几乎无一例外地着墨于肢体形态。纤纤玉臂、葱指云鬟、柔荑、莲足……这些优雅而细腻的词汇，在西方著作中出现频率很低，但在东方美人儿的世界里，却是不可或缺的描写。

我们对肢体美的欣赏与褒扬，既是文化的承载，又是传统的惯性。

对手臂的审美追求，以纤细、白净、匀称为至美。从敦煌莫高窟的飞天，到大足石刻的千手观音，曼妙修柔的臂与指，代表了东方唯美世界一贯传承的价值观。

手臂是整个身体活动较多的部位，也是负重的主要器官，但是，手臂前面和侧面的肌肉群参与运动较多，后面则很少获得运动的机会，所以内臂成为脂肪囤积的大本营。随着年龄的增长，手臂内侧（肱三头肌）部分较容易松弛发胖，严重影响女孩子穿吊带裙的心情。

身体直立，手臂向前抬起，和身体呈90°，用另外一只手轻弹手臂下的肌肉，如果出现波浪形抖动，证明局部脂肪淤积较多。

身体直立，手臂向前抬起，和身体呈90°，用强力白光手电筒从手臂外侧照射，手臂内侧透明度越高，说明脂肪层越厚。

用束头发的橡皮筋选择猜紧的程度绑在上臂数分钟，然后取下来，如果痕迹较深且许久不消，证明上臂脂肪层较厚。

应用以上三种方法，基本上可以简单测量囤积在手臂的脂肪情况。要想消除手臂的松弛及赘肉，关键在于肱三头肌。

肱三头肌位于上臂内侧，伸直或伸展手臂的时候都需要它。由于日常活动中很少用到肱三头肌，便容易产生松弛下垂及赘肉。因此要尽量有意识地锻炼肱三头肌，同时搭配合理的按摩，就可以塑型"玲珑玉臂"。

◎玲珑玉臂"运动篇"

在进行手臂运动的时候，要注意以手臂为运动的重点，身体其他部位尽量不要分散手臂的力量，这样才能起到消除手臂肥肉的目的。因为淤积于上肢的脂肪层也属于较为顽固型，刚开始锻炼的时候，可能效果并不明显，但只要坚持下来，一定会对体脂百分比的改善起到很大的促进作用。

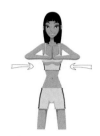

抬头挺胸收腹，双手合掌于胸前，手臂用力向内推压手掌，坚持30秒钟。将这个动作分成3组，手掌分别放在胸前、脸前及腹前，每组5次，每次30秒，可以锻炼到手臂各个部分的肌肉。

抬头挺胸收腹，两手上下勾住放在胸前，尽量张开胸部，两手分别向相反方向用力拉动，坚持30秒。将这个动作分成3组，手掌分别放在胸前、脸前及腹前，每组5次，每次30秒。

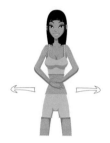

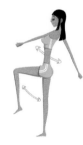

原地踏步走，双手握拳，有意识地向前、后方大力甩动手臂。每天坚持10~20分钟用手踏步走，不但能协调上肢肌肉群的平衡，也能对腿型、臂型的塑造起到很大作用，可谓一举多得。

抬头挺胸收腹，两腿打开与肩同宽，双手握拳，手臂轻轻抬起。右脚向左上方迈出一步，同时两手手臂向右侧扭转，右手手臂水平伸直，左手呈90度直角弯曲放在胸前。然后向相反方向重复此动作，锻炼10分钟。

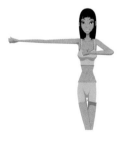

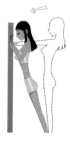

两手伸直贴在墙面上，两腿打开与肩同宽，抬头挺胸收腹，身体笔直站立。然后肘部弯曲，身体向墙面倾斜，坚持20秒钟，重复此动作10次。

◎玲珑玉臂"按摩篇"

在手臂肘关节以上、臂关节以下，存在着大量的穴位，这些穴位能够非常有效地帮我们减掉这些讨厌的肉。美女们不妨在洗澡的时候，在手臂上涂沐浴露，然后由上往下进行按摩，再反方向按摩，如此重复，能够利用外部刺激淋巴循环以及手臂血液循环，达到让手臂脂肪迅速燃烧的目的。

Step 1 握紧前臂，并运用拇指的力量，从手腕部向上轻轻按摩至关节处。

Step 2 用大拇指和食指压捏上手臂下方，手法一松一紧，慢慢往上移动，直至腋下。

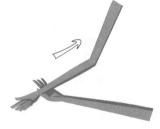

Step 3 以转圈的方式，从上手臂外侧由下而上轻轻按摩。再沿上手臂内侧，由上而下按摩至手肘位置。

Step 4 在上手臂内侧肌肉较松弛的部位，用指腹的力量以揉搓的方法向上拉。

Step 5 最后，用手由上而下轻拍手臂，放松肌肉。

如果你恐惧锻炼太累，那么坚持每天按摩30分钟，很快你就会看到效果。浴室内的温度较高，更能促进体内血液循环，效果会更佳。同时，按摩前要做好清洁工作，特别是手肘、手臂内侧等角质层容易积聚的位置，最好用些按摩霜或塑身霜，这样不但使效果最佳，也能让肌肤恢复嫩滑，帮助养分吸收。

Point 21

Lose weight while sleeping

睡觉也是一种运动，它能帮你减肥

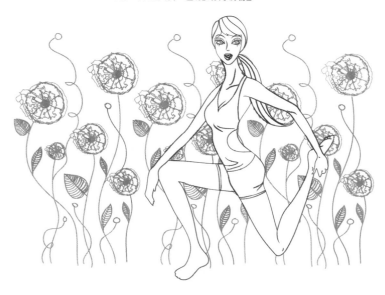

德国心理学家艾宾浩斯（H.Ebbinghaus）研究发现，在阅读之后的30分钟内，大多数人将忘记42%的内容，一天过后，就只能想起33.7%的内容了。现在，让我们将本节的重点记录下来吧！

我平均每天的睡眠时间为 □ 6 小时以下 □ 6 ~ 8 小时 □ 8 ~ 10 小时 □ 10 小时以上。我对自己的睡眠质量整体评价是 □时睡时醒 □浅睡多梦 □睡得很香 □隔几天才能睡一个好觉 □总觉得睡不够 □总是失眠 □视具体情况而定。

通过阅读，我知道了一整夜睡眠由 □ 4 个以下 □ 4 ~ 5 个 □ 5 ~ 6 个 □ 6 ~ 7 个 □ 7 个以上 周期组合而成，每个周期 60 ~ 90 分钟。在每个周期中，还分为浅睡期、轻睡期、深睡期等不同的阶段，只有在 □慢波睡眠 □快波睡眠 □浅睡眠 □轻睡眠 □中睡眠 □深睡眠 等阶段的睡眠，被称为"黄金睡眠"，大约占睡眠时间的25%。

"美容觉"的时间是 □ 21:00 ~ 0:00 □ 21：00 ~ 1:00 □ 22:00 ~ 1:00 □ 23:00 ~ 5:00。为了达到这个效果，我可以在睡前半小时喝一小杯牛奶。

这些页面就是一套为你量身订做的健康瘦身计划哦！在任意页面扫描二维码，花1分钟的时间提交电子问卷，不但可以100%得到专业健康顾问的细致指导，还有机会赢取定期派送的"神秘大奖"哦！

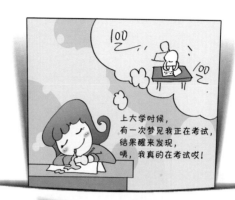

当年很丢脸的事，现在想想，可能觉得很温馨；当年很骄傲的事，现在想想，可能觉得很难堪，这就是人生如梦的故事。

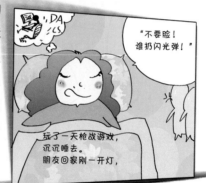

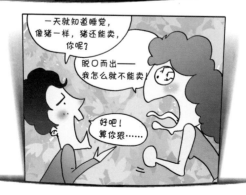

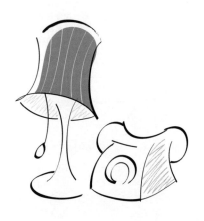

当年很丢脸的事，现在想想，可能觉得很温馨；

当年很骄傲的事，现在想想，可能觉得很难堪，

这就是人生如梦的故事。

Point 21
睡觉也是一种运动，它能帮你减肥
Lose weight while sleeping

美国哥伦比亚大学和英国剑桥大学的研究人员发现，日常生活中，一些意想不到的因素也常常会影响人的体重。

一位研究学者 *Sanjay Patel* 表示："至少有20多项研究表明，睡得少，长肉多。"

为此进行了一项历时16年之久、涉及人数达7万人的研究项目，*Patel* 和他的同事们发现，每天睡眠少于6小时的人群，超重者比睡眠正常的人多30%。

芝加哥大学的研究人员让一组实验者每天睡5个半小时，另一组每天睡8个半小时，并在第二天测算她们分别摄入的热量。由于睡眠不足产生疲劳，第一组实验者平均每人比正常情况下增加摄入221卡路里的热量，这些热量将在2周内转化成一磅左右的脂肪。

"当这些女性睡眠减少时，她们体内的'放纵'荷尔蒙会迅速增加，会让你吃得更多。"

相对而言，第二组睡眠充足的实验者取得了令人惊讶的减肥效果。两个月过后，一位志愿者发现自己能轻松地穿上一条在过去显得很紧的裤子，而另一位志愿者腰围竟然缩小了8厘米。

研究人员的解释是："在深度睡眠中，大脑会悄然分泌大量神泌的荷尔蒙，它会指导身体把脂肪转化为能量。如果减少深度睡眠的时间，同时又囤积了大量能够转化为脂肪的热量，荷尔蒙的分泌跟不上热量的囤积，导致你的身体自动把这些脂肪转到臀部、大腿和肚子上，肥胖就是这样来的。"

一直以来，我们都认为多吃多睡，像小猪一样的生活会导致肥胖。

但最新的研究结果却给出了相反的答案——尽管这个答案的正确性有待验证，但是其中得到肯定的一点是——睡眠不足将导致内分泌紊乱，而大部分紊乱的结果都指向身体将囤积更多的脂肪。

进入梦乡之后，身体的代谢速度会放慢，看上去脂肪消耗速度也会变慢，很长时间以来，大家都认为少睡觉能够改变这个情况。但事实上，睡眠不足让运动的欲望大大降低，身体会自动选择更懒的方式完成每一个动作，结果就是，你变胖了。

现代生活与工作的节奏，让我们大部分人忙得没时间睡觉。

超过75%的女性睡眠时间在6个半小时左右，远远低于维持健康所需要的7个半小时。而在为数不多的睡眠时间里，做梦、表层睡眠、似睡非睡的状态至少又消耗掉三分之一的时间。

在我们一生中，最少有25%的时间躺在床上度过，那还有什么理由不好好珍惜这些睡着的时光呢！

◎什么姿势都是好的，只要你能睡得香

很多人在睡姿上纠结，认为某个姿势是健康的睡觉方式，而另外一些姿势则不是。

睡姿确实对身体器官的休息有一些影响，但远远没有一些媒体宣传的那么重要。

除非是怀孕期间，或者有特殊的疾病，比如心脏病患者，对大多数人来说，什么样的睡姿都无所谓，只要你能睡得香，就是好的睡姿。

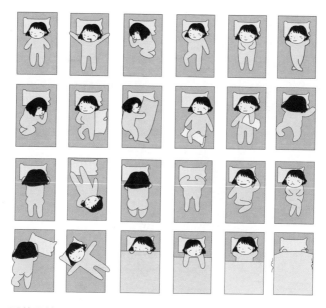

睡着了并不是晕过去了，在一整夜睡觉的过程中，由5个到6个周而复始的周期，每个睡眠周期60～90分钟。也就是说，你会不断经历由浅至深，再由深至浅的循环往复的过程。

你的身体相当聪明，在进入浅睡周期的时候，会自动调节睡眠的姿势，帮你尽快摆脱疲乏，恢复动能。如果总为追求一种或几种"健康"的睡姿忐忑不安，而无法让身体自然地放松，实在是得不偿失。

◎尽可能多睡一会，尽可能猛睡一会

睡眠不但要保证时间，还要保证质量。

深度睡眠被称作"黄金睡眠"，只占整个睡眠时间的25%，是你入睡以后大脑不进行活动的深度休息时间，这时连梦都懒得做。

人的夜间睡眠，根据睡眠中脑电波、肌电波及眼球活动的变化，睡眠周期由非快速眼动周期和快速眼动周期组成。

非快速眼动睡眠又分为浅睡期、轻睡期、中睡期和深睡期4期，然后进入快速眼动睡眠期，算是一个睡眠周期结束，而后继续启动下一个睡眠周期。

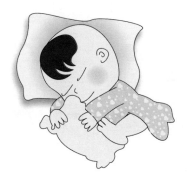

研究表明，占整个睡眠时间大约一半以上的浅睡期和轻睡期，对解除疲劳作用甚微，而只有进入深睡眠状态的中睡期、深睡期及快速眼动睡眠期，才对解除疲劳有较大作用。在深睡眠状态下，大脑皮层细胞处于充分休息状态，这对于消除疲劳、恢复精力、免疫抗病等都有至关重要的作用。

所以说，保证7~8小时睡眠时间只是一个平均值，睡眠时间是因人而异。

如果忧心忡忡地入睡，一晚上总在做梦，翻来覆去也不知道自己是睡着了，还是清醒着，这样的睡眠即使维持了10个小时，质量也会很差。长期这样下去，你的身体就会调节荷尔蒙分泌，让你因为忧郁而胖起来！

如果睡醒后，自我感觉良好，头脑清醒，疲劳消失，精力充沛，乐于活动，就是达到了深度睡眠的效果。

◎睡衣加牛奶，睡个美容觉

"美容觉"的时间是晚上10点至次日凌晨两点。从午夜至清晨两点，人表皮细胞的新陈代谢最活跃，皮肤细胞进行再生，肌肤进行自我调整。

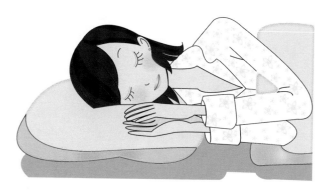

此时若熬夜将影响细胞再生的速度，导致肌肤老化。所以，睡"美容觉"对保持脸部皮肤的娇嫩很有效，胜过许多大牌护肤品。

为了达到这个效果，睡衣尽可能舒适一些，减低对身体的束缚，有助于进入深层睡眠。睡袍其实是一种很无聊的设计，袖大身长的款式，翻身难免磕磕绊绊，本来刚要睡得香，也被潜在的微弱刺激影响了睡眠的情绪。

此外，你也可以尝试下睡前一小时喝半杯蜂蜜牛奶。

牛奶中含有促进睡眠的成分，蜂蜜中的葡萄糖、维生素可以调节神经系统功能，缓解神经紧张，从而避免早醒。

在我们指导过的很多案例中，除了改变睡眠习惯，姑娘们并不需要做任何努力就能减肥瘦身。吃得和过去一样多，运动量并没有增加，甚至还有减少，因为花费了更多的时间在睡眠上。

优质睡眠可以让你精神健旺，从而产生充足的欲望接触各种活动。这与通过力量锻炼增加基础代谢的原理一样，但是却被大多数人误读或者忽视掉了。

Point **22**

Lose fat not Boobs

瘦身不瘦胸

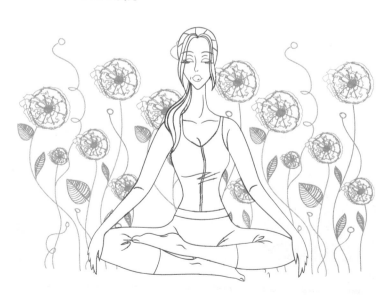

德国心理学家艾宾浩斯（H.Ebbinghaus）研究发现，在阅读之后的30分钟内，大多数人将忘记42%的内容，一天过后，就只能想起33.7%的内容了。现在，让我们将本节的重点记录下来吧！

我 □从未关注 □偶尔注意 □经常注意 □特别关注 一些胸部健康信息，我对自己的胸部体型 □不太满意 □还算满意 □非常满意 □无所谓。

女生锻炼胸部与男生有很大不同，男生以锻炼为主，而女生则以 □食疗 □按摩 □运动锻炼 □辅助药物 □手术 等为主要的丰胸手法。但总体来说，健康的丰胸方式，必须坚持较长的时间才会取得理想的效果。

我 □从未使用 □偶尔使用 □经常使用 一些丰胸产品，假设我需要塑型更美的胸部，我更关心如何帮助我 □胸部变大 □胸部变挺 □胸型变得好看 □乳房组织变得健康 □胸部肌肤变得更白更滑 的方法。

这些页面就是一套为你量身订做的健康瘦身计划哦！在任意页面扫描二维码，花1分钟的时间提交电子问卷，不但可以100%得到专业健康顾问的细致指导，还有机会赢取定期派送的"神秘大奖"哦！

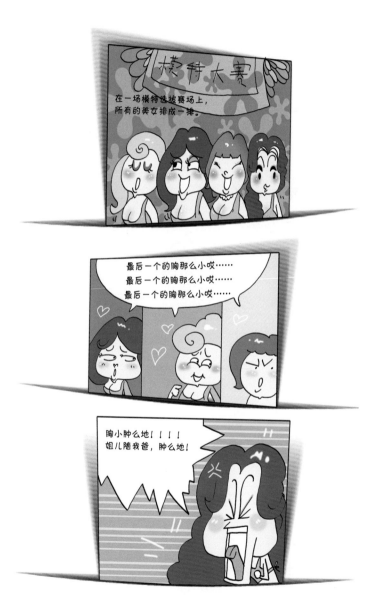

　　卑躬屈膝得到的永远不是机会，因此，不要把时间花在一群不愿意欣赏你的人身上。

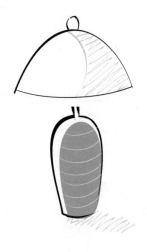

卑躬屈膝得到的永远不是机会，

因此，不要把时间花在一群不愿意欣赏你的人身上。

Point 22
瘦身不瘦胸
Lose fat not Boobs

Wrong No.1 按摩就像红酒，时间越久越好

胸部按摩是非常好的一种丰胸方法，通过按摩，能够促进胸部血液以及淋巴循环，刺激激素的分泌，增强胸部弹性，起到丰胸的效果。

不过，很多人都盲目认为"越使劲，按的时间越长，它就长的越快"。

长时间过度按摩胸部，会造成肌肤松弛，严重还会出现胸部变形的情况，如果按摩手法不正确，不仅达不到丰胸目的，相反只会让胸部越来越小。

Wrong No.2 乳沟就像时间，挤挤总会有的

为了拥有完美的胸部，可谓绞尽脑汁。

现在流行"挤胸法"，将自己的胸部向内挤压形成乳沟，但长期挤出乳沟的结果是减少或阻止乳房内淋巴液回流，局部气血不畅，导致乳腺增生，并且长时间胸部活动受限，也会影响到正常的呼吸。

挤乳沟会导致气血不畅，使得乳房中的纤维束和乳腺导管长期受压，会影响产后乳汁的分泌和排出，直接影响今后的哺乳，同时还会改变外部形状，使上耸的双乳下垂。

Wrong No. 3 文胸就像手袋，靓式新潮万岁

姑娘们在选择内衣的时候，总是优先考虑它美丽的"外表"，很少顾及适不适合自己，只要感觉大小差不多就可以了。

内衣要根据自己的胸型来选择，过小的内衣容易导致胸部挤压变形，内衣过大又会造成胸部下垂变形。在不同生理期，胸部的大小也是不相同的，尤其是例假前后、婚前婚后必须穿胸罩。

文胸的形状应该像一整套餐具一样，大小深浅错落有致，什么时候穿什么文胸，其中大有学问。

哪儿都可以瘦，唯胸不可。

70%的女性在进行丰胸运动的时候都存在误区。如今丰胸方法也是层出不穷，运动丰胸、按摩丰胸、针灸丰胸、手术丰胸等，让人眼花缭乱。

女孩子的胸部依靠两条韧带支撑，如果运动不当或者缺乏保养，都会使韧带松弛，从而胸型下垂。同时，胸部也是身体脂肪聚集的地方，很多女孩子在节食减肥的同时，不注意蛋白质和必需脂肪的摄入情况，身体瘦下去，胸也瘪了，杀敌八百，自损一千，实在是赔了美丽又损健康。

有关丰胸的运动方法和按摩方法千奇百怪，真实的效果也良莠不齐。以至于误导公众形成误区——认为按摩就能起到丰胸的效果。

事实上却不是这样，按摩固然能促进血液和淋巴系统的循环，但也绝不像火柴点燃炸药一样轰轰烈烈。一些效果必须长时间稳定地尝试与坚持，短期效果甚至微乎其微，奢望一夜之间产生波涛汹涌的变化几乎是不可能的。

我们在此总结了相对见效较快的两种运动方法与一种按摩手法，简单且实用，能帮助你塑型全身唯一希望"胖起来"的胸部。

◎胸部像气球，越"吹"越挺拔

你知道是谁在默默守护我们的乳房吗？

是胸大肌，它位于乳房下面，与塑造乳房形状的纤维组织相连。想象一下，如果我们让胸肌更饱满结实，是不是就好像有个充实的地基？

肋骨前面第一层就是胸大肌和胸小肌，乳房依靠结缔组织挂在胸肌上，胸肌越大，乳房就越丰满。一些丰胸手术就是基于这个原理，人为植入特殊材料的"根基"，从而使乳房挺拔充实。

胸部脂肪堆积在这些肌肉之上，因此塑型美乳的第一步，是锻炼胸部肌肉的承载能力。如果本末倒置，即使通过各种方法让乳房增大了一倍，但由于肌肉的负重能力有限，那就会变得下垂，十分难看了。

女孩子锻炼胸部肌肉的方法和男孩子有很大不同，俯卧撑运动更适于增强男性胸部肌肉的力量，我们推荐一种简单易行的小方法——吹气球。

找一个大一些的气球，每天抽空吹胀5次，以不吹爆为标准，就能够以温和文雅的方式增强胸部肌肉的承载能力。

吹气球需要深呼吸，能增加肺活量，促进新陈代谢，消耗热量和脂肪，起到瘦身作用。同时，深呼吸也是一种扩胸运动，锻炼胸肌，让胸部坚挺。

此外，一些胸部背部肌肉群协同运动的方式，也能帮助乳房坚挺起来。

◎胸部伸展运动，促进细胞有氧呼吸

Step 1 坐在地上，双腿并拢，保持上身直立。左手背后，上身向左旋转45°，同时右手放在左腿根部，努力向上抬起左腿。眼睛直视脚尖，保持这个姿势，挺胸做深呼吸，维持30秒，并换边做相同的动作，重复动作5至10次。

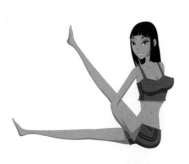

Step 2 盘膝正坐，双脚脚心相对，左手扶住左膝盖，右手扶住右膝盖。上身保持直立，挺胸，呼吸。左腿慢慢像外侧打开，同时身体向右侧倾斜，头向左转，均匀呼吸。慢慢收拢左脚回原处，换右脚重复相同的动作。每交换一次方向为一组，重复10~15组。

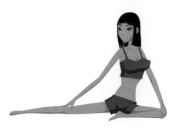

Step 3 弓步压腿，保持伸直的腿膝盖触地，后仰挺胸，双手扶住膝弯处。微微向上仰头，尽量打开胸腔，均匀呼吸，保持5分钟以上。双肩尽量向后方收拢，也可以根据自身

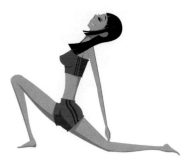

情况做环肩运动。双腿轮换重复上述动作，可有利于锻炼胸部肌肉组织。

Step 4 跪坐，保持上身直立，臀部坐在双脚脚跟上，挺胸，双

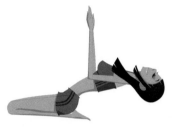

臂自然下垂。身体向后仰，同时双臂缓缓向上抬起，慢慢向两侧打开，直至与肩平行。收拢双臂，身体慢慢恢复直立姿势。每天重复动作至少20次，并注意上身后仰幅度不要太大，以腰部肌肉群刚好吃力为宜。

◎通用的胸部按摩手法

由于女孩子的胸部是神经非常敏感的部位，刺激胸部的按摩可以加速雌性激素分泌，使女孩子容光焕发，青春永驻。但一定要注意采用正确的按摩手法，并不是随便按按就能达到丰胸的效果。同时力度也要控制得当，最忌大力猛揉，这将损伤韧带弹性，使乳房下垂。

Step 1 直推式：右手掌按在左侧乳房上部，即锁骨下方，均匀用力，柔和地向下直推至乳房根部，再向上沿原路线推回，左右手各按摩20~50次。

Step 2 侧推式：左手掌自胸正中部横向推按，经右侧乳房直至腋下，均匀用力，返回时五指轻拢乳房，左右手各按摩20~50次。

Step 3 螺旋式：双手放在腋下，沿乳房外围分别向左右两个方向螺旋状向上提拉，直至锁骨处，重复30次以上。

Step 4 舒张式：双手五指张开，握住整个乳房组织，停留5秒。再以乳头为中心，按顺时针方向舒张点压至外围，力度轻且均匀，再按逆时针方向舒张点压至乳头。整套按摩动作重复30次以上。

Step 5 热敷式：热毛巾包裹胸部静敷5分钟，双手握住毛巾轻轻按揉10分钟左右，力度均匀，同时保证毛巾的热度和湿度。

Point 23

Daily working out calories burning chart
每日运动热量消耗表

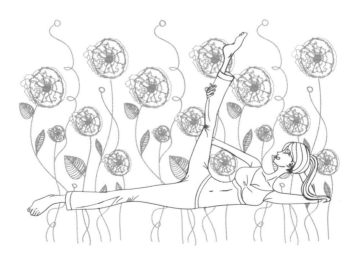

德国心理学家艾宾浩斯（H.Ebbinghaus）研究发现，在阅读之后的30分钟内，大多数人将忘记42%的内容，一天过后，就只能想起33.7%的内容了。现在，让我们将本节的重点记录下来吧！

成人每日所需的热量是基础代谢热量与体力活动代谢热量之和，在本周，我的摄入热量 □高于 □大致等于 □低于 消耗热量，因此我的体重大体呈 □降低 □持平 □增加 的趋势。

每燃烧 1 千克脂肪，可以为我提供 □ 5000 □ 7000 □ 9000 □ 11000 千卡的热量，因此我计划下周食物摄入热量要 □小于 □等于 □多于 运动消耗热量，以便我保持更完美的体型。

进行 1 小时健身操运动，□柔软体操 □剧烈现代舞 □瑜伽操 □健美操 消耗的热量最高；进行 1 小时健身器械运动，□慢速游泳 □高尔夫球 □羽毛球 □跳绳 消耗的热量最高；进行 1 小时日常活动，□打扫房间 □看电视 □在办公室阅读 消耗的热量最高。

这些页面就是一套为你量身订做的健康瘦身计划哦！在任意页面扫描二维码，花1分钟的时间提交电子问卷，不但可以100%得到专业健康顾问的细致指导，还有机会赢取定期派送的"神秘大奖"哦！

大多数减肥计划失败的原因，是没有限制必须不做什么，而不是规定好必须做什么，其他的失败也是如此。

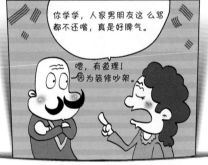

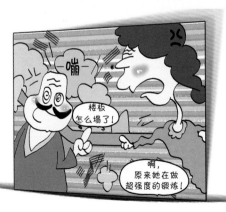

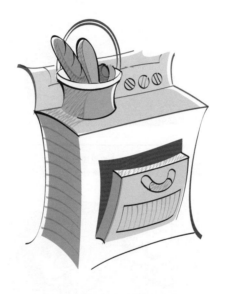

大多数减肥计划失败的原因，是没有限制必须不做什么，
而不是规定好必须做什么，其他的失败也是如此。

Point 23
每日运动热量消耗表
Daily working out calories burning chart

大多数减肥计划失败的原因，是没有限制必须不做什么，而不是规定好必须做什么，其他的失败也是如此。

如果不是较为特殊的原因，合理的饮食，配合适量的运动，一定能帮你减肥！

但在实际环境中，因果关系却受到各种条件的制约，变得扑朔迷离。很多人处于一种亚健康状态，体内激素荷尔蒙分泌异常，导致代谢功能紊乱，瘦身的效果被大大减弱。还有一些人由于运动的方法不得当，锻炼强度忽高忽低，整体效果并不理想。生病进行药物治疗，大多数配方中都含有各类调节激素，也会在一段固定的时期内影响你的体重，这个时期可能是治疗中，也可能发生在病愈之后。

我们始终倡导科学、健康、快乐的瘦身理念。

对于由于特殊原因导致的减肥失败，或者是大幅度反弹，每个人的实际情况都是"一本值得研究的书"，只能进行一对一的专业健康管理咨询辅导，即使穷尽笔墨，也没有办法一一例举成篇。

因此，我们只能选择一些相对通用的、发生概率较高的案例和方法，争取更多群体需求的普适性，为相对广泛的受众人群打开瘦身健康管理领域的大门。

这个原理其实很简单：

摄入的热量 = 消耗的热量，则体重不变
摄入的热量 > 消耗的热量，则体重增加
摄入的热量 < 消耗的热量，则体重减轻

对于每天摄入的热量，根据详尽的《食物热量表》，大体上能计算出来。必须指出的是，你得到的数据仅仅是一个参考数值，同样的食物，不同的调味料，不同的烹饪方法，对最终热量的摄入会产生一部分影响。但相对而言，这个数值比较容易测算。

而每天消耗的热量则千奇百怪。

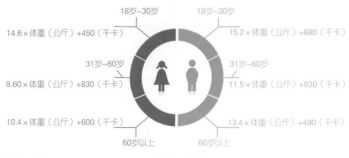

基础代谢（千卡）

我们在之前的章节阐述过每个人一天消耗的热量计算公式，这里重复一下：

基础代谢需要的热量可以参考上图计算。

成人每日需要的热量＝基础代谢热量＋体力活动代谢热量

体力活动代谢需要的热量可以参考下简表计算：

体力活动代谢需要的热量＝人体基础代谢需要的基本热量×活动强度系数

活动强度系数表

活动强度	活动内容	活动强度系数	体力活动代谢需要的热量
极轻	驾驶，看电视，打字，玩牌，坐，站，躺，看书等	0.2	
轻	打扫房间，短距离散步，健身操等	0.3	
中等	重的家务活，网球，羽毛球，滑雪，溜冰，跳舞等	0.4	
重	重体力劳动，运动，篮球，足球，爬山等	0.5	

一般来说，人体基础代谢消耗的热量相对固定。

以18岁至30岁正常体重的女性为例，每天基础代谢所需要的热量大约为1200千卡，如果活动强度较轻，那么估算每天消耗的总热量大约为1560千卡。

假设以30天为一个考核周期，在这段时期内，如果摄入食物的总热量高于消耗热量，则呈发胖趋势，反之，如果摄入食物的总热量低于消耗热量，则呈减肥趋势。

大约每燃烧1千克脂肪，可以提供9000千卡的热量，如果你每个月运动量与摄入量的差值刚好是9000千卡，理论上你每个月就能减重1公斤。这样的话，我们就可以较为准确地掌握自我身体的运行规律，达到健康瘦身的目的。

健身操类消耗热量（千卡/小时）

169	健美操	394	柔软体操（仰卧起坐）
84	伸展运动（轻瑜伽）	113	常规瑜伽操
310	有氧舞蹈	470	现代舞（较剧烈）

行走类消耗热量（千卡/小时）

113	速度4公里/小时	158	速度5.6公里/小时
298	速度7.2公里/小时	394	爬山
56	在家里走来走去	129	走路上班

健身器械类消耗热量（千卡/小时）

169	乒乓球	253	低强度踩单车
197	羽毛球	113	保龄球
310	低强度划船器	197	高尔夫球
281	放慢速度游泳	394	慢速跳绳

日常活动消耗热量（千卡/小时）

56 站着

28 办公室工作，阅读

115 打扫房间

110 站着工作

45 遛狗

141 家务劳动（中等程度）

0 看电视（坐）

169 中等强度清洁工作

跑步类消耗热量（千卡/小时）

158 走跑结合小于10分钟

338 慢跑

788 跑步，上楼梯

394 原地慢跑

其他活动消耗热量（千卡/小时）

40 睡觉

75 唱歌、娱乐（微汗）

120 洗澡

520 打篮球

35 全身按摩SPA

190 徒步旅游（负重10公斤）

80 一般强度脑力工作

110 逛街

以上为各项运动消耗热量的参考数据，以平和的有氧运动为主。

需要强调的是，这些运动热量消耗数据仅仅是参考数值，并不是精确数值。根据运动场地、个人体重、运动间隔等因素，实际消耗热量在20%区间内上下浮动。我们可以根据每月进行运动的情况，与摄入热量进行对比，从而得出体重增长或减少的趋势性判断。

我们依然要强调的一点是，运动瘦身要循序渐进，不可好大喜功。我们要保持温和的有氧运动方式，尽量不要进行剧烈运动，让体重慢慢回归正常范围，才是科学健康的瘦身理念。因此，必须提醒一下，如果摄入热量长期小于基础代谢所需要的热量，就会加重身体各个器官的负担，甚至发生有损健康的严重后果！

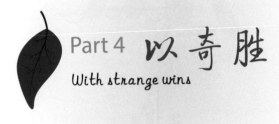

Part 4 以奇胜

With strange wins

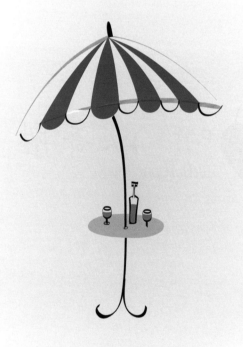

Point 24

Create a suitable environment for the weight lose

营造一个适合瘦身的环境

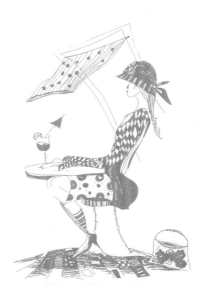

德国心理学家艾宾浩斯（H.Ebbinghaus）研究发现，在阅读之后的30分钟内，大多数人将忘记42%的内容，一天过后，就只能想起33.7%的内容了。现在，让我们将本节的重点记录下来吧！

在我的家人和朋友中 □有很大一部分 □有一些 □有小部分 □有很小一部分 □基本没有 经常提及瘦身话题，这其中又 □有很大一部分 □有一些 □有小部分 □有很小一部分 □基本没有 曾经尝试或打算尝试各种瘦身的方法与服务。

单纯从理论上讲，我认为 □饮食瘦身 □运动瘦身 □自然瘦身 □药物瘦身 这种瘦身方式是最健康的。

我认为一个适合瘦身的生活环境应该包括 □大多数人的支持与理解 □随息而为想吃就吃 □作息规律 □经常储备一些零食 □明确地写下计划与阶段性目标 □毅力与恒心 □有意识地进行运动 等条件。

这些页面就是一套为你量身订做的健康瘦身计划哦！在任意页面扫描二维码，花1分钟的时间提交电子问卷，不但可以100%得到专业健康顾问的细致指导，还有机会赢取定期派送的"神秘大奖"哦！

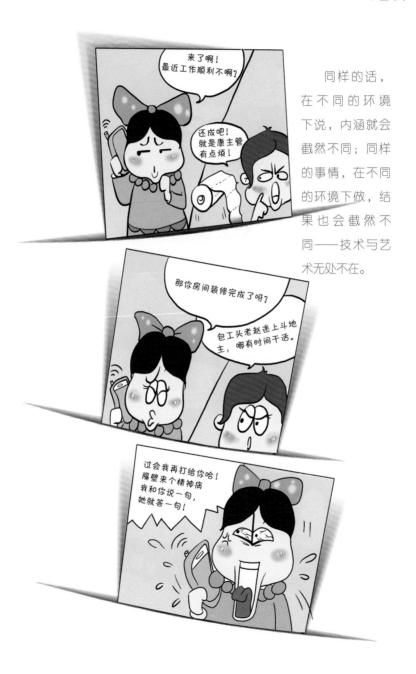

同样的话，在不同的环境下说，内涵就会截然不同；同样的事情，在不同的环境下做，结果也会截然不同——技术与艺术无处不在。

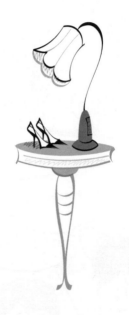

同样的话，在不同的环境下说，内涵就会截然不同；
同样的事情，在不同的环境下做，结果也会截然不同。
——技术与艺术无处不在。

Point 24
营造一个适合瘦身的环境

Create a suitable environment for the weight lose

《孙子兵法》中说："上兵伐谋，其次伐交，其次伐兵，其下攻城。攻城之法，为不得已。"

意思是最厉害的将军打仗以"趋势"取胜，不战而屈人之兵，让对手连打架的勇气都没有；二等将军打仗以"政治"取胜，通过各种外交手段让对手臣服；三等将军以"战术"取胜，将领的领导能力和军队的训练素质决定成败，让对手逢战必输；最末等的将军以"资源"取胜，我的兵比你多，粮比你厚，和对手血拼到底，你死我活。但这是万不得已的时候才会采取的笨方法。

虽然表面看起来说的是行军打仗，其实很多事情的道理，从本质上相通。

健康瘦身也是如此："上策自然而瘦，其次食瘦，其次炼瘦，其下狱瘦。"

最笨的办法像坐牢一样，每天都心神疲惫，不断服食各种瘦身保健品，搞不好上吐下泻，花钱如流水，才能达到减肥瘦身的目的；稍微高明点的办法是强迫自己进行休育锻炼，通过加重身体负担燃烧脂肪；再聪明一些的办法是调控饮食，让合理的饮食结构和身体的代谢机制相匹配，在不知不觉中健康地达到瘦身的目的。

然而，这些都不是最理想的瘦身计划。

最佳瘦身方案需要结合以上三种手段，首先要从道理上明白你为什么发胖，然后结合自身的各种内因与外因，比如时间分配、饮食情况，或者激素分泌规律等，得出一整套健康科学的生活规律。有了这套规律，就可以打通养生与习惯行为之间的通道，让身体自然而然地符合健康的生活环境，瘦身、美丽不再是目的，最终的目的是养生与健康。

为此，我们要营造一个适合瘦身的生活环境——这十分重要，很多人的瘦身计划皆失败于此！

◎把你的计划公布出来，让家人和朋友知道

多数失败在于静默。

人具备社会性。一部好笑的电影，如果在电影院里大家一起欣赏，每个人都笑得很开心，但如果自己一个人看，就会发现一点也不好笑，难得"哈"地一声笑出来。

每个人的情绪都会和周边的环境产生互动，别人看似和你毫无关系，其实却在影响着你的一言一行。和你接触的其他人就像是放大镜，能够放大你言行的范围，她们笑你也会跟着笑，她们愁你也会跟着愁，而且是不由自主、无法抗拒的。

瘦身计划可执行的程度，并不完全取决于你自己的决心，很大一部分在于身边的人给你的反馈。

一项研究表明，不管是面对面的反馈或是来自互联网的激励，都能帮助保持减轻体重的欲望。

我们听到过很多姑娘的心声，她们担心瘦身计划失败将惹来嘲笑——万一努力了几个月依然没有效果，就像考试几次依然不及格一样，会显得很尴尬。

其实这种担心是完全多余的，更聪明的办法是尽管笑去吧，即使这样也要把你关于减肥的理解和行动公布出来，在网络日记上，在和身边朋友的闲谈里，在和家人共度的每一刻时光中，告诉她们你正在做什么，以及取得了什么成绩，或者遇到了哪些阻力。

来自家人和朋友的反馈，将会使你更自觉地遵守计划的要求。

已经有无数事实证明，单打独斗一定会降低成功的可能性，你需要取得支持、融入环境、记录过程、听从建议，以及持之以恒。

◎整购零存，身手可及之处无零食

并不是意志不够坚定，实在是诱惑太多。

调查发现，摆在我们面前的食物越多，我们就会吃得越多。康奈尔大学的研究发现，那些习惯大批量购买食物的人会多吃一倍的食物。直到他们发现食物储量正常了，才会停止过度进食。

这个习惯性动作并非源于我们的真实需求，而是一种本能，一种心理反射。

如果将一滴墨水滴入一杯清水，墨水会向清水区域扩散，反之也是如此。我们的心理就是这样，需要不断同外界交换信息，直到本身与外界的信息达成默契，才能维持相对平衡的状态。

如果身边的零食触手可及，我们就会下意识地消灭它们，直至你认为"少了很多"，或者"我吃够了"。

相反，如果冰箱里什么吃的都没有，或者再诡异一点，拉开冰箱看见跳绳、羽毛球和健身操的图谱，也同样会产生一种过度意识，心理会暗示你"不需要吃的"，或者"该进行运动了"。

当你在超市疯狂购物回家之后，进食的欲望最为强烈。一个绝招就是把大袋的饼干分成小盒，这样即使你控制不住馋嘴的欲望，最少也能少吃一点。

这个绝招经过很多次验证，绝对有效。

◎瘦身先瘦心，当你想吃的时候，不妨先去做点别的

万事开头难，养成良好的健康习惯，最开始接受改变的那段时间最难熬。

也许每天吃饭的时候都会变得很痛苦，当把自己准备的水果蔬菜摆在眼前时，看见旁边的人吃红烧猪蹄，香味儿不断地飘过来，心情也会跟着若有若无。魂不守舍地吞咽着不太合胃口的饭食，心里却不断幻想全天下的美食摆在面前，大吃一通。

因此，瘦身先瘦心，像苦行僧一样清心寡欲太过残忍，但是一些控制欲望的小方法还是很有效的。

比如可以采取类似"望梅止渴"的办法，你可以试着嚼一粒口

香糖，嘴里进行咀嚼的动作，可以"骗过"大脑和神经，增加唾液分泌，达到降低食欲的效果。

　　还可以吃一些对身体有很多好处的果仁，但要注意细细慢慢地咀嚼，像品酒一样让果仁在口中充分嚼碎。由于果仁与唾液混合，可以产生特殊的芬芳香味儿，这样既帮你品尝美味，同时也能促进果仁营养成分的有效吸收，还可以降低进食的欲望。

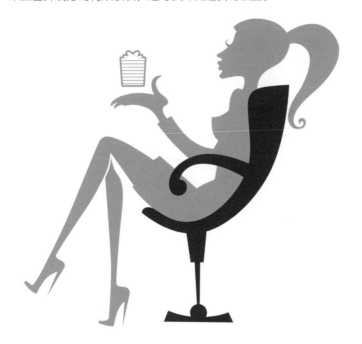

　　看电视分散注意力却不是一个好方法。

　　有研究表明，看电视花费的时间与体重的增长成正比，你看的时间越长，体重就可能越重。看电视的热量消耗几乎为零，与此同时，吃零食的欲望却是成倍增加的。

　　总之，健康瘦身不但取决于系统完善的饮食运动计划，还取决于一个有利瘦身的环境。几乎做任何事情，环境对最终结果的影响都很大，处在一个有利的环境中，事半功倍，否则就很难取得进展。

Point **25**

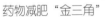

Golden Triangle of Weight losing pill

药物减肥 "金三角"

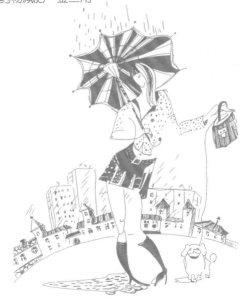

德国心理学家艾宾浩斯（H.Ebbinghaus）研究发现，在阅读之后的30分钟内，大多数人将忘记42%的内容，一天过后，就只能想起33.7%的内容了。现在，让我们将本节的重点记录下来吧！

健康瘦身需要管理三方面的内容，它们是 □运动管理 □肠道管理 □饮食管理 □作息管理 □脂肪管理 □内分泌管理 □人际关系管理。

根据脂肪形成与消耗的原理，如果我想要减少体内的脂肪，则需要选择 □强烈持久的运动 □吃各种减肥药 □合理控制饮食 □每天进行温和的户外运动 □多蒸桑拿 □少吃肉多吃菜 等方式和方法。

根据食物消化与吸收的原理，如果我想要让我的肠道更健康，则需要选择 □经常按摩 □服用清洁肠道的药物 □保持一天至少一次大便 □经常服用泻药 □增加膳食纤维摄入量 等方式和方法。

这些页面就是一套为你量身订做的健康瘦身计划哦！在任意页面扫描二维码，花1分钟的时间提交电子问卷，不但可以100%得到专业健康顾问的细致指导，还有机会赢取定期派送的"神秘大奖"哦！

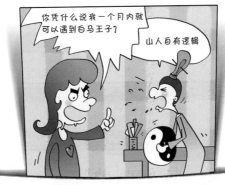

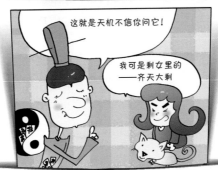

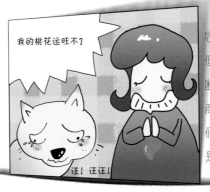

与虎谋皮的后果可想而知，但偏偏还有人不断挑战自己的智商——总认为他们所说的那些事是真的。

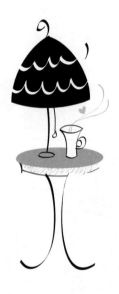

与虎谋皮的后果可想而知，
但偏偏还有人不断挑战自己的智商
——总认为他们所说的那些事是真的。

Point 25
药物减肥 "金三角"
Golden Triangle of Weight losing pill

有一种叫做"Adderall"的药物，可以影响大脑和神经化学物质，有助于多动、冲动控制。本来是一种治疗多动症的药物，但由于同时可以抑制服用者的胃口，并保持清醒，所以被很多人当成减肥药服用。

一些名流们，包括帕里斯·希尔顿以及"小甜甜"布兰妮·斯皮尔斯等，都热衷于借助类似Adderall的药物辅助身材控制。

实际上，一些药物有着潜在的副作用。

美国八卦杂志《美国周刊》曾经揭露林赛·罗涵（Lindsay Lohan）之所以快速消瘦，是因为使用了Adderall。林赛·罗韩酷爱瘦骨嶙峋的身材，看着镜中骨感的影像，她就认为成就非凡。但是，这种药物也导致她总是精神紧张。

即使服用者严格遵照说明，Adderall仍有可能引发精神失常症状、忧郁症和严重的心脏疾病，同时还会干扰人体的新陈代谢，并且一段时间后就会失去效果。许多服用者都报告说，在用药一段时间后，体重会突然出现反弹，而且无法控制。

曼哈顿的健身教练贾斯廷·格尔布德说："减肥药和类固醇药物被滥用的现象如今非常广泛，由于可以轻而易举拿到医生的处方，这类药品被大量滥用于不正规的用途上。"

依靠服用药物瘦身减肥，成为普遍采用的一种方式。

在我们的调研结果中，73%的人认为减肥必须借助药物，当然，这里说的"药物"含义比较宽泛——包括一些常见的瘦身产品：减肥茶、减肥药，以及各种减肥胶囊和口服液。

认知的偏差，导致了瘦身领域产品泛滥。

据不完全统计，目前我国与瘦身有关的产品多达1万多种，而在欧美等地区，尽管体重超标比例大于我国，但却并没有种类繁多、数量惊人的"减肥药"。

这一方面与国家的监管机制有关，另一方面也与全民对健康的认知程度有关。

健康瘦身，这个市场中有一个很怪异的现象，很多药物都喜欢镀上一层国外的金色。源于美国的研究、澳洲生产、日韩推广、阿拉斯加的原材料、北欧的工艺……这些让人炫目的包装和广告语也许只想说一句话："刷爆你的信用卡吧！"

事实上，由于身体素质差别极大，即便真的来自大洋彼岸，也未必对症下药，效果如神。我们曾研究过一种产自美国的抑制食欲的药物，如果按照中国人的饮食习惯，药量明显大出很多。也就是说，美国人吃一粒，而我们只需要半粒就足够了。

无论什么药物或者减肥产品，都围绕着三个方向达到瘦身的目的，我们称之为"瘦身金三角"。

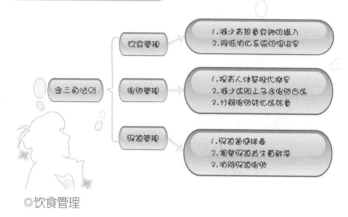

◎饮食管理

日常饮食是我们摄入能量的主要来源，对于减肥人群来说，就是少吃东西，使能量的摄入低于日常的正常能量消耗，身体的自然反应就会加快脂肪转化为能量，达到降低脂肪含量的目的。

建议一：选择增加饱腹感的瘦身产品

如果不饿，自然就会少吃很多，这是一个简单的道理。

我们可以人为地营造胃部的饱腹感，就是降低胃部排空引起的饥饿感，从而抑制食欲，调动体内脂肪转化为血糖的功能。

如果你体重超标不久，也没有其他亚健康问题，并且未过中年，让自己不饿，大约是最好的瘦身方法。反之，如果体重超标很久的中老年人群，通过抑制食欲而节食减肥的效果并不明显。

建议二：抑制淀粉类物质的吸收

对于亚洲人——尤其中国人来说，摄入热量占比最大部分并不是肉类和油脂，而是淀粉和糖类。

这与欧美的肥胖原因完全不一样，他们胖主要是吃了太多油脂和肉导致的。因此，对于中国人来说，淀粉和糖类才是头号大敌，让身体忽略它们，也就成为减肥的关键所在。

一些药物可以抑制淀粉类在肠道内转换成葡萄糖，这就从根源上切断了脂肪聚集的源头。

◎脂肪管理

脂肪管理就是促进体内的脂肪消耗速度，并且减少新的脂肪合成。

减少脂肪类的瘦身产品一直争议较大，效果时好时坏，有些人用了灵，有些人用了就不灵。我们都知道瘦身是减脂肪，但如何减脂肪一直处于瞎蒙乱撞的状态。

根据我们长时间的经验，一般来说，30岁以下、未生育过、新陈代谢正常的女性，采用一些专门针对脂肪管理的瘦身方法比较有效；30岁以上、生育过，或者新陈代谢紊乱的女性，则必须先将内分泌调节正常之后才会收到效果。

建议一：注意促进脂肪分解的细节

运动可以消耗体内脂肪，但对于长期肥胖的人来说，身体代谢的实际机能已经弱化了很多，超负荷的大剂量运动，并不能及时地实现燃烧脂肪转化为能量的目的。这种反应的延迟性，常常让身体误以为能量不足，于是提出摄入能量的信号——易饿，最终加大了饮食量，结果适得其反。

因此，我们要选择温和的、长期的运动方式，只有这样才是促进脂肪代谢的正确途径。

还有一些产品，比如比较流行的左旋肉碱，在服用之后进行有氧运动，才会促进脂肪分解。而一些人常常吃完了就去睡觉，那就一点作用都不会产生的。

建议二：减少新脂肪生成

有一些瘦身产品，可以促进饭后的身体生热反应，阻断脂肪合成，使食物直接以热量形式散发出去，比如通过发热、出汗等形式增加身体对能量的需求。

但是，这类产品由于改变身体新陈代谢的规律，并不能长时间服用。

除非是瘦身计划取得阶段性成果之后，用于保持身材，防止反弹，这类药物应该谨慎使用。

同时必须尽量搭配各种营养素，因为脂肪的消耗是一个很复杂的人体生物化学反应，在这个过程中，需要大量的酶、辅酶参与，而一些营养素则必不可少，例如B族维生素、维生素C，以及各种矿物质元素。

◎肠道管理

很多人以为拉肚子就能减肥，以至于经常服用泻药清空肠道。

我们所说的肠道管理，并不是单纯地采取促进排泄的方法使"酒肉穿肠过"，而是用积极健康的方式调节肠道正常的吸收排泄功能，排出毒素，阻止多余的过量油脂被重复吸收，保证肠道健康。

建议一：促进肠道排毒

大多数肥胖的人都便秘。

排便不畅，不及时，就会导致肠道内的物质在体内不断发酵，并衍生成新的物质。一些对人体有害的成分被吸收进入血液，这些"毒素"会给人体的各个部位带来伤害，影响新陈代谢顺利进行，导致人体基础消耗降低，促进肥胖。

清除肠道毒素药物的原理，其实就是保持肠道正常有效蠕动，能够及时排除食物残渣。我们建议一些食量较轻的女性，增加食物结构中膳食纤维的含量，辅助药物治疗，可以取得很好的效果。

建议二：调整肠道益生菌结构

食物在肠道的吸收，除去各种酶类物质起促进作用外，还有益生菌的辅助作用。

长时间保持固定的饮食习惯，就会导致益生菌作出对应的调整，培养成适合个人饮食的群落结构。也就是说，你喜欢大量吃肉，那么你的肠道内益生菌群落结构就会偏向油脂类，以便帮助你更快吸收这些食物。

这样的结构实际上并不是健康的结构，而是肥胖的结构。

因此，将肠道内菌群结构调整到合适程度是有必要的，能够帮助身体维持身材，也是健康的必要条件。

调整肠道益生菌结构的产品主要有菌粉、低聚果糖等，服用这些药品，可能会出现胃口增加的情况，主要由于自身的益生菌数量较少造成的。如果出现这种情况，我们建议配搭饮食管理类产品，控制食物摄入，防止因此而变得更胖。

Point **26**

The world Celebrities special method reveal

世界明星特殊方法大揭秘

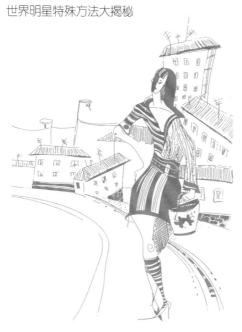

德国心理学家艾宾浩斯（H.Ebbinghaus）研究发现，在阅读之后的30分钟内，大多数人将忘记42%的内容，一天过后，就只能想起33.7%的内容了。现在，让我们将本节的重点记录下来吧！

辛苦啦，这是本书最后一节，我已经掌握了关于健康瘦身的一些基础常识，我对这本书的印象是 □满分 □90分 □80分 □70分 □60分 □不及格。我喜欢本书的 □文字 □插图 □搞怪 □版式 □严谨 □权威 □艺术 □理性 □亲切 □整体 等风格。

我 □不愿意 □愿意 □希望 □渴望 得到本书瘦身顾问专家的一对一指导，并 □不愿意 □愿意 □希望 □渴望 得到更为详尽的、有针对性的健康瘦身计划。

我希望得到 □瘦身案例 □瘦身方法 □健康常识 □偏方技巧 □科学理论 □权威言论 这些方面的知识，我会持续关注该系列的下一部书籍，并决心用健康、快乐的心态使自己的生活更完美！

这些页面就是一套为你量身订做的健康瘦身计划哦！在任意页面扫描二维码，花1分钟的时间提交电子问卷，不但可以100%得到专业健康顾问的细致指导，还有机会赢取定期派送的"神秘大奖"哦！

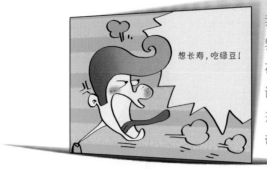

我们所在的世界上，传奇实在太多，其实说穿了，内涵并没有那么神奇。

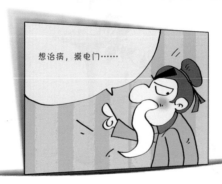

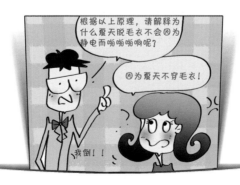

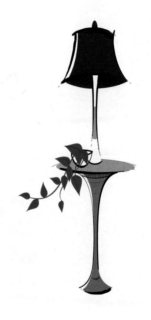

我们所在的世界上，传奇实在太多，
其实说穿了，内涵并没有那么神奇。

Point 26
世界明星特殊方法大揭秘
The world Celebrities special method reveal

全世界"瘦女郎"最集中的地方是——好莱坞。

好莱坞不仅是全球时尚的发源地，也是全球音乐、电影产业的中心地带，拥有着世界顶级的娱乐产业和奢侈品牌，引领并代表着全球时尚的最高水平。

歌纳·彼得森曾经担任过许多好莱坞名流的健身教练，包括安吉丽娜·朱莉、珍妮弗·洛佩兹、佩内洛普·克鲁兹等巨星。

他透露说："曾经有一名女明星跟着我健身，每周四次，此外她还每天用健身自行车锻炼。当媒体问她如何变得苗条时，她竟回答说：'我不过是做做瑜伽，遛遛狗而已。'当时我一下子就笑出来了。"

在时尚之都好莱坞，明星瘦身的秘密，和她们的私生活一样，都是绝密资料。

由于明星对身材比例的要求极其苛刻，代表全球时尚先锋的名流们，更是达到无以复加的程度。在健身塑形方面的投入，每年几百万美元的开支屡见不鲜。为了保持苗条的身材，她们可以不顾一切代价，采用各种非常规的手段，以及服用较为激烈的药物。

我们一直倡导健康、自然的瘦身方法，并不赞成采用"速效"方法，毕竟我们都不是明星，不必因为影视角色形象要求而"割肉"般减肥，也不必付出昂贵的代价维持近乎完美的形象。

对于世界明星的特殊秘方，仅仅适合于有特殊需要的人群。

◎超量运动法

为了饰演《正义前锋》中的黛西·杜克斯这个角色，女星杰西卡·辛普森也曾每天坚持锻炼2个小时，一周六天。

好莱坞的女明星最怕怀孕。生儿育女虽然是人生大事，可是有很多人的身材从此臃肿。为了在孕产期结束后快速恢复体形，女明星凯特·哈德森曾坦白说，自己曾经每天健身3小时，坚持了3个月。

安勃·科塔因是一家颇有名气的好莱坞健身中心经理，在接受美国时尚杂志采访时透露，很多女歌星每天花在健身馆的时间达到了惊人的5小时，即使周末也不间断。

我们讨论过有氧运动与无氧运动的区别，如果每天坚持大剂量的有氧运动，辅助专业的运动饮食与锻炼计划，的确可以在短期内快速降低体重。

但是，采取超量运动的方法，一方面会十分辛苦以及十分耗时，另一方面如果运动教练不够专业，弄不好会适得其反。超量运动必须配合一整套完全且系统的辅助方案，包括饮食计划及各种身体指标的精确测量，这些设备比较高端，罕见于国内健身室。

健身专家指出："除非是专业运动员，否则普通人每天健身时间不必超过一个半小时，就能达到最佳效果。"

◎偏方减肥法

几乎每位好莱坞女星，都有自己的秘密瘦身偏方。

流传比较广泛的是一种奇特的食疗减肥法——柠檬饮料法：矿泉水与枫糖汁、柠檬汁按照一定比例混合饮用。这个食疗法得到许多明星的垂青，其中甚至不乏男明星。女星比昂斯为拍摄电影《梦幻女郎》，曾连续两周服用这种饮料快速瘦身；贾里德·莱托为了在电影中扮演一个特殊的角色，也使用了这种方法。

美国Home Field Grange健身中心负责人苏珊娜·佩克说："服用果汁是为了让消化系统放松一下，借此排出体内毒素，保养身体，让思维变得清晰，而不是单纯为了减肥。"

同时，各种减肥偏方也不断通过媒体与网络公布出来，让人眼花缭乱。

在国内，更为流行的是中药减肥法、针灸减肥法等特殊的、近似"医疗"的方法。经过我们长时期的实践验证，这些方法对某一类人有用，也可能对另外的人群完全失效。

很多人对"偏方"过于迷信，找到一个稀奇古怪的方法，就如获至宝，也不去考证方案的可行性与科学性，就盲目地进行尝试，效果也未必如愿。

在这里我们郑重提醒读者——对于各种古怪的"偏方"，可以进行小心翼翼的尝试，但千万不要深陷其中。

◎药物禁食法

电影《冷山》拍摄时，曾有消息说，剧组中的一个著名女演员每天只吃足够的白煮蛋清，其他食物概不入口。

健身教练戴维·基尔希透露说："我有一个准备参加奥斯卡的客户，她每天只吃一顿饭！即使在我的强烈建议下，她也不过在食谱中增加了几个杏仁、一份蛋白质混合饮料、一些维生素补充剂。然而，这些对身体营养的需求远远不够，于是医生不得不给她注射混合营养的'药物'，以维持她的身体支出。"

在世界时尚圈，药物加禁食的方法流传已久。

从理论上讲，高质量的蛋白质完全替代饮食，可以最大程度地增加身体脂肪代谢的几率。由此带来的负面影响也绝不容忽视。

一个必需的前提条件是，你的营养师一定要很专业，可以用各种仪器精密地跟踪你的身体变化情况，然后随时调整药物配方，用"药"代替"食"。

时尚媒体报道："豪门艳女"帕丽斯·希尔顿到纽约一家餐厅吃饭，两个小时的"用餐时间"内什么都没吃，只是喝了点矿泉水和红牛。

如果有人认为她依靠"矿泉水加红牛"保持身材，那就大错特错。希尔顿的营养顾问团队由超过十位专家组成，这些人的工作内容就是：在各种情况下保证客户的身材与健康。其中包括应对大量饮酒、短时期内睡眠不足、过度焦虑等各种方案。

健康顾问咨询团队

皮涛涛

绿瘦健康产业集团创始人、董事长

1979 年生，毕业于中山大学，现攻读北京大学 EMBA，中国保健行业协会常务理事。在短短几年内，掀起了瘦身行业风起云涌的"绿色浪潮"，使绿瘦"绿色、环保、健康"的瘦身理念得到客户及市场广泛认可。

研究领域：企业管理、电子商务、营养保健与瘦身

希望和读者说：瘦身是一种时尚，但必须以健康为前提。希望"绿瘦"能给您带来健康的生活方式和生活态度，让世界因每位女性的曲线而精彩！

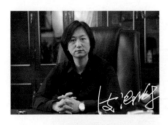

周平

绿瘦健康产业集团副董事长
绿瘦美容纤体有限公司总经理
1972 年生，毕业于中山大学。
研究领域：营养与健康
希望和读者说：平安、健康、快乐的生活就是幸福！

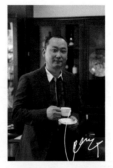

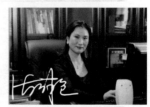

皮红艳

绿瘦健康产业集团董事

1976 年出生于湖北省，中山大学 EMBA 硕士，参与制定绿瘦集团的品牌发展战略及整体运营计划。主要负责集团总体销售的规划、管理、监督、协调、落实，并制定各销售部门的年、季、月度指标和计划，调配企业在市场推广中的各种资源，调研客户对产品、服务和专业的及时反馈，保证客户满意度最大化。

见证了绿瘦集团从无名迎来腾飞，从超越奔向辉煌。更见证了绿瘦客户从胖妞变苗条女，从自悲到自信。

希望和读者说：
潜心求知，生命才能不断增值；
注重养身，健康才能一直跟随。

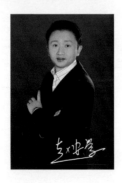

赵安学

绿瘦健康产业集团董事副总裁
绿瘦电子商务有限公司总经理

量化管理实战专家，资深管理顾问讲师，北京大学、清华大学、中山大学客座教授，国际项目管理协会会员，美国营销工程协会会员，佩升前研（PFG）市场信息咨询有限公司董事总经理。

研究领域：量化管理、企业战略、品牌定位

希望和读者说：成功并非与生俱来，头脑中储备的资料越多，你的决策就越精确，也就越接近成功，除此之外别无他途。

杨东山

绿瘦健康产业集团董事副总裁

1977年生，毕业于武汉大学企业公关与营销管理专业。至今塑造了中国多个保健市场一线品牌及企业文化体系，尤擅影视广告脚本设计、拍摄，同时为国内多家主流平面媒体品牌提供专栏咨询，历任国内某知名保健企业广告部、市场部、销售部、企业文化建设部负责人。

研究领域：企业文化建设、战略规划、教育培训

希望和读者说：行动永远是打开成功之门最好的钥匙。

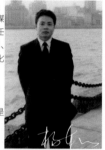

孙立红

绿瘦健康产业集团董事副总裁

1973年生于黑龙江，毕业于佳木斯工学院。擅长运用财务模型系统分析公司的战略契合度，为系统运营管理提供高效率的数据库支持。

希望和读者说：非因美丽而自信，是因自信而美丽。

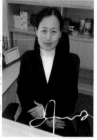

吴坤

绿瘦健康产业集团董事
绿瘦健康产业集团技术总监

1976年6月生于湖北，哈尔滨工业大学硕士研究生毕业。在IT信息领域有丰富的经验与独到的战略眼光，带领IT中心的伙伴们为公司的信息化建设作出了卓越的贡献。

希望和读者说：在我的眼里，世界由"0"和"1"组成——一个是思考，另一个是行动。

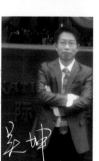

江凤华

绿瘦健康产业集团市场总监

1978年生，毕业于广州高等师范专科学校，规划并实施了绿瘦商城项目。

研究领域：市场营销

希望和读者说：管理好自己身材的女人，才能把握好自己的精彩人生。

汪洁

绿瘦健康产业集团人力资源总监

1976年生，毕业于沈阳航空工业学院，现攻读华南理工大学MBA。带领团队实现了宽带薪酬改革及绩效全员覆盖，为公司的持续发展夯实了人才梯队储备系统。

希望和读者说：知性姿彩，幸福精彩。

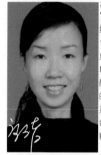

詹敏

绿瘦健康产业集团行政总监

1973年生，中山大学MBA、华南理工大学EMBA，曾作为广电运通自然人股东之一与品牌负责人，参与策划了广电运通十年千倍增长的品牌传奇。2012年加盟广东绿瘦健康产业集团，负责企业品牌与文化建设及行政管理事务。

研究领域：大数据时代的量化管理新变革——绩效管理与企业文化、品牌定位与精准营销

希望和读者说：读书贵在学以致用，"改变"要从"头"开始。健康从体型保持开始，希望本书不仅能帮助你塑造好身材，更能带给你健康的生活理念。

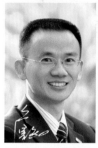

健康信息咨询专线：400-888-0887